U0262132

诊室里来不及说的话

的 话

李博◎著

人民东方出版传媒
People's Oriental Publishing & Media
东方出版社
The Oriental Press

图书在版编目（CIP）数据

诊室里来不及说的话 / 李博 著 . — 北京：东方出版社，2023.8
ISBN 978-7-5207-3525-4

Ⅰ.①诊… Ⅱ.①李… Ⅲ.①医院－人间关系－中国－通俗读物 Ⅳ.① R197.322-49

中国国家版本馆 CIP 数据核字（2023）第 119035 号

诊室里来不及说的话
（ZHENSHILI LAIBUJI SHUO DE HUA）

- -

作　者：李　博
责任编辑：王学彦　申　浩
责任审校：曾庆全
出　　版：东方出版社
发　　行：人民东方出版传媒有限公司
地　　址：北京市东城区朝阳门内大街 166 号
邮　　编：100010
印　　刷：北京联兴盛业印刷股份有限公司
版　　次：2023 年 8 月第 1 版
印　　次：2023 年 10 月第 2 次印刷
开　　本：880 毫米 × 1230 毫米　1/32
印　　张：6.75
字　　数：150 千字
书　　号：ISBN 978-7-5207-3525-4
定　　价：49.00 元
发行电话：（010）85924663　85924644　85924641

- -

推荐语 | 推荐语

诊室里来不及说的话很多，而这些话对患者还很重要。李博在大学读书跟诊期间，就非常注重《伤寒论》方后注医患配合的价值，他多年的学习工作，接诊了更多的患者，有了更多的体会。他勤于思考和撰写，把中医学的科学和人文融合在了字里行间，对任何一位医者和患者都有很大的启发，推荐阅读和思考。

刘清泉　主任医师、博导
首都医科大学附属北京中医医院院长

叙事循证理念，中医自古有之，从张仲景《伤寒杂病论》桂枝汤方后注就开始了循证和叙事的探索。我的好友李博主任医师熟读经典、精于临床，心存感恩、敬畏谦卑，用独到的视角，探索形成医患共建的学术观点并勤于实践，把中西医诊疗场景中的故事循证化，兼顾循证叙事化，达到了当代中西医叙事循证交互融合阴阳平衡。本书文风轻松活泼、深入浅出，特推荐阅读和践行。

商洪才　北京中医药大学东直门医院常务副院长、数智中医学首倡者医学有时是治愈，常常是帮助，总是去安慰。医学是科学，诊疗是艺术，中医药文化更富有人情味。然而社会发展日新月异，患者增多，诊疗压力增大，中医药文化在诊疗中逐渐缺失，医学的人文关怀总是不到位。

诊室里总是来不及说更多的话，遗憾之余，李博医生有心记录了这一切，并在工作之余写出来，是让我们欣慰和感慨的一件事情。无论医生还是患者，都推荐阅读和思考。愿以仁和精诚的正能量，让医学人文在医患间传递；让帮助、安慰的心愿达成，共建医患和谐关系。

李萍　教授、博士生导师

北京市中医药研究所副所长、中医药文化进校园倡导者

李博医生的这本新书把患者心理、习性、疾病融合在一起，形象地构建了"社会、心理、生物"的医患共建模式。从疾病观、诊疗观、医患观三方面阐述了医患共建的现实意义。疾病观：人之所以生病，首先是人与自然、人与社会、人体自身发生不协调，然后才使各种致病因素有了可乘之机，最终导致一系列生理、心理障碍。因此，人体任何部位出现问题，都是内、外环境不协调的结果——"阴阳失调"。诊疗观：人体与外界存在着经常不断的信息交流，人体内部的病变也必然通过各种途径表现于外。因此，诊断疾病凭借医患之间有效的信息交流，如果病人对医生缺乏起码的信任，不愿意与医生沟通，甚至根本拒绝治疗，则必然使医生的诊疗技能无地放矢，或诊疗效果大打折扣。医患观：在医患关系中，患者自身是内因，医疗手段是外因，外因通过内因才能起作用。"病为本"，即病

人为本；"工为标"，即医生为标。如果病人对康复缺乏主动，或拒绝治疗，或不遵医嘱，或把一切责任都推给医生，就属于本末倒置。

医学是人文和科学的复杂交会融合，需要医生的技术和担当，同时也需要患者有效的配合。我在高原援藏这几年，恰好也和李博医生相逢在拉萨，共同为守护健康并肩作战的岁月里，正好有机会提前阅读到了这本书。本书以诙谐幽默的文字娓娓道出作者与患者间的诊疗故事，生动地呈现作者践行医患共建的决心与热情。疾病治疗的成败，由两方面的因素决定：一是医生的技术水平和责任心，二是患者对疾病的认识和对医生的态度。二者之中，有时后者的作用显得更为重要，因为没有患者的积极配合，诊疗活动根本无法顺利开展。推荐医患共同阅读。

汪红兵　主任医师、博士生导师

北京中医药学会脾胃病分会主任委员

李博大夫的书告诉大家一个朴素的道理，疾病的背后不只是器官、组织发生病理变化的躯体故事，更是人生遭逢苦难的心灵故事。患者怀着一串心事来到诊室，不仅期待得到适宜的躯体治疗，更渴望获得身心的眷顾与抚慰。如何疗愈那个受伤的灵魂，是医生、医院、医学的新使命。

王一方　教授

北京大学医学部

　　李博医生笔耕不辍，是践行叙事医学理念的杰出代表。通过一系列小故事，作品展现了一位人文医者具备的卓越叙事素养，彰显了医患本为叙事共同体的人文精髓。医能厚文，文能养医，医能助患，患能帮医，医患共生。本书堪称平行病历叙事的典范之作，潜心阅读有助于医者职业成长。

杨晓霖　南方医科大学教授、生命健康叙事分享中心创始人

　　医患平权，要让彼此的声音都能被听见。医患共情，也许更需要双向奔赴。读懂李医生不及当面叙说的心里话，无论接诊还是求医，漫漫人生路，理当多一份沉着和从容。

邵卫东　中华预防医学会叙事医学分会秘书长

大部分医院的门诊都是熙熙攘攘的，很多话，医生在诊室里来不及说。医院里的医生们，从早到晚不是在门诊坐诊，就是在病房查房，或者在急诊忙碌；不是在现场教学，就是在实验室里做科研。不仅如此，医生们还要时刻准备着应对各种突发情况，根本无暇给病患过多解释病情，或者做健康科普。但是大多数病患是不了解其中缘由的，而且特别想知道，久而久之难免会形成医患矛盾。

从医30多年来，我看过的患者无数，每次出门诊和查房的时候，为了让病患得到更好地救治，我几乎顾不上喝水和上厕所，尽量节省时间，但仍旧感觉时间捉襟见肘。为了缓解这个问题，作为全国老中医师承导师，我尽量多带优秀的学生，给他们讲课带教，让他们逐渐成长起来——安得明医千万人，人庇天下患者俱欢颜。作为北京市政协委员，我也积极建言，呼吁采取有效措施，让医患关系更加和谐，让医生和患者更有尊严。近年来，我欣喜地看到，经过大家共同努力，医患关系逐渐向好的方向转变。

李博医生拜入师门以来，孜孜以求的精神和学习状态让我欣慰，我也时常为他的勤奋点赞。也特别开心地看到，他在忙碌的临床科研和跟诊之余，还有心记录了很多医患之间的故事，并完成了这本书的写作，把医生在诊室里来不及讲的话说出来，把那些医学科普知识、医患之间容易产生隔阂的点，以故事的方式讲述给广大读者，并且真实再现了整个医疗过程中重要的环节和细节。

他在书中讲述的这些医患之间真实发生过的普普通通的故事，有笑点，有泪点，有无奈，也令人深思。字里行间传递出医学冷静却温情的一面，传递出了诊疗过程中积极健康的正能量。

我把这本有温度的书推荐给我的同行们，它定会引起每位医者、护士内心的共鸣，平实的语言却能令人感到热血沸腾，为医疗健康发展共同努力。

我把这本沟通之书推荐给医学生、医疗从业者和家属们，它会让你们了解医生们都在做什么，在守护什么，会和自己的生活有怎样的交集，未来医患之间的路怎么走。

我把这本桥梁之书推荐给所有患者以及关心医疗的人，医患是我们永恒的话题，它会让你了解那些医生没来得及解释的真相，让你明白其实医生一直都在和你并肩作战，搭建起信任之桥，回归大健康的真谛。

掩卷长思，乐厥为序，温暖彼此，幸甚至哉。

无题

风云雷电古而今，

柴米油盐日月侵。

偶尔阳春三月雪，

时常盛夏百年林。

身无积怨修筋骨，

人有温情慧胆心。

世事轮番求上下，

沧桑也惧好光阴。

许昕

许昕，首都医科大学附属北京中医医院主任医师，教授，博士生导师，首批
全国中医优秀临床人才，全国老中医药专家学术经验继承工作指导老师，首都名
中医

这是我第三次读李博医生的新书书稿了。每次拿到他的书稿，我总能一口气读完。他的书每次都带来很多故事，新鲜、有趣、精彩，读完之后，医生职业带来的那种成就感总让我羡慕不已。而这次读完之后的新收获是，我对医患共建这个命题有了更深的思考。

医生和患者之间，存在一条天然的鸿沟。第一，双方对医学知识的掌握深度完全不同。一个学了五年的医学毕业生是没办法给人看病的，还要在临床继续三年的规范化培训。而患者凭借就诊前搜索的几篇科普文章，就想完全理解医生的治疗逻辑，是很难做到的。第二，双方身份角色完全不同，一个是专业医疗方案的提供者，另一个是想得到帮助的人。而在商业社会中，人们已经习惯了买方卖方的对立关系。在这种习惯的影响下，本该通力合作的医患关系常常变味成了一种博弈关系。第三，双方状态不同。医生肯定是健康人，而患者是病恹恹的，心理状态和健康人必然不同，对同一个问题的思考角度也经常不同。所以，医患之间的这种鸿沟很难消除。

但是，要想治愈疾病，就必须跨越医患鸿沟，实现医患共建。这需要医患双方都有充分认识，并相向而行。

每一位有理想的医生都应该充分认识到，必须像对待严肃的诊疗问题一样，客观认识医患鸿沟，悉心研究医患共建的方法。

好大夫在线已经陪伴李博医生走过了15年时间。在我们看来，他的行医生涯已然变成了医患共建的长期试验田。虽不能跟随他出诊，但通过他的好大夫网站，在他和20612位患者的线上交流中，我们可以清晰地读到他对医患共建的努力，那些尝试、坚持、耐心、无奈、兴奋，都真真切切地摆在我们面前。通过这本书，我们更看到了诊疗工作背后的医生的内心活动和深入思考。

本书是李博医生的重要工作成果，是研究医患共建的第一手宝贵资料。同时，我更相信，这本书对患者理解医生会起到更加直接的推动作用。

一位熟谙互联网的大咖医生的书，对患者的改变注定将从量变走向质变！

王航 好大夫在线创始人

2023 年 6 月 3 日

目� | 目录

序 /001

1

隔阂

2 诊疗

共同谱写医患共建的故事

阿苗的故事

美少妇阿苗在门诊小声地跟我说:"李医生,我怀孕了,你能对我负责吗?"

旁边的护士小萌没说话,但是抬起头来看着我,一脸狐疑……

我没抬头。

阿苗一下子红了脸,赶紧解释道:"啊,对不起,我的意思是,你能对我的身体负责吗?"

这一下,我也快绷不住了,但还是抬头看看她,对她说:"病历本拿给我。"

阿苗局促地打开包,拿出病历本,一脸紧张的神情,像一个不谙世事的公主,跟我想象的样子如出一辙。

"虽然我们是第一次见面,"说完这句话,我专门看了一眼小萌,小萌若有所思地放松了表情，"但是咱俩算是很熟悉了，我们在好大夫线上沟通很频繁，和你的对话次数应该可以排到我与众多患者沟通的前三名。你过于担心了，你的状态挺好，我一直在对你负责。"

阿苗嘴一撇，嘤嘤地哭起来，我招呼小萌给她拿纸巾，小萌劝她别哭了，我用一个手势制止了小萌，其实哭出来挺好的。

等她情绪稳定了，我说："阿苗，对于一个从小没有受到过挫折的姑娘来说，第一次做'准妈妈'，确实有点儿恐慌，但是，当妈妈也是你的夙愿，我也帮你实现了这一步，从心理上，你也要坚韧和成熟啦。"

阿苗点点头，说道："谢谢李医生，是您的话和不厌其烦的解释，带给了我希望，在您的帮助下，我已经基本实现了我的想法。我知道您跟我说的风险很小，但是见到您，还是不由自主地想倾诉和依靠，谢谢李医生给我的宽慰和精心治疗。"

阿苗是个有知识、有文化、有自己事业的美少妇，她逐渐恢复常态，娓娓道来。这让我想起了两年前的情景，此时此刻恰如彼时彼刻，也是感觉像一个无助的小姑娘，在电话里嘤嘤地哭起来，所不同的是，那个时候的她是第一次和我通话。

阿苗患有萎缩性胃炎，对于刚刚 30 出头的她来说，这是个不小的打击。其实她的萎缩性胃炎仅仅局限于胃窦，这本不是个问题，但处女座的她追求完美，总觉得身体有了瑕疵，再加上结婚后半年她都没有怀孕，这也让她觉得不可思议。经过妇科检查和诊疗，她患有多囊卵巢综合征，化验单显示雌激素偏低，卵巢功能检查也不尽如人意。她觉得天一下子塌下来了，在和我通话的过程中，哭得异常伤心。

从专业医生角度来看，这两种疾病其实都不是什么大事，但由于阿苗的认知和内心敏感，疾病被无限夸大了。

我仔细给她说明，分析了这两种疾病的来龙去脉，以及发展趋势；并且跟阿苗说，我正好擅长中西医消化和妇科诊疗，治人无数，可以帮你开方子治起来，只要你按医生说的做，这两个问题都能解决。她在电话那头答应了。

随后，从中西医两个专业角度，我再次给她分析了胃镜、肠镜，以及基础体温，妇科经阴道B超，女性激素，和症状结合起来，她听得越来越轻松，终于放下了一部分心理负担。虽有病情反复、胃脘不适和月经失调，她仍坚持治疗了半年多。

随着治疗的深入，我一方面给她健脾养胃疏肝，另一方面，随着月经周期的序贯疗法，调节冲任，我用了伤寒经方少阳、少阴、厥阴的四逆散、温经汤、桃红四物汤、滋水清肝饮等方剂，终于收到了良好的效果，她萎缩的肠化消失，并且顺利怀孕。

之后，阿苗非常开心，发信息问道："李医生，你用了什么方法治疗我的疾病？"我郑重地回复了她四个字：医患共建。医患共建是诊疗疾病的重要内涵和外延。我们只有建立医患共建联盟，才能更好地应对疾病，保持健康。

这次阿苗又遇到了妊娠的问题，第一次来到了我的诊室，由于妊娠呕吐，她很害怕，希望我能再次解救她，让我对她"负责"。

讲到这里，她也笑了："李医生，对不起，让大家误会了。"

我说："确实是你误会了，不是我对你负责，而是，我们一起，医患共建对这个情况负责。"

阿苗点点头。

"我记得之前让你阅读了我的科普书《胃靠养，肠靠清2》，里面专门讲了妊娠期的胃肠问题解决方案，三个步骤，你仔细回顾一下。同时，严重的话就定期来找我，我给你开药。"我回答道。

"吃药对胎儿有没有影响呢?"当然，又是一个不可回避的问题，答案是肯定的，但是如果放任不管，那么母体太难受到难以自保，对胎儿的影响更大。

所以，核心问题还是医患共建的问题，对患者的诊疗一定是权衡利弊的，没有哪种药物对人体全是好处，没有坏处，药物更多的是让患者利益更大化，让医患共建利益更大化。一份信任和依赖，以及医生的专业水平、敬业精神，是解决这个问题的关键，这一切都包含在医患共建的联盟中。

经过诊疗，阿苗在好大夫在线给我又留了言：

李医生您好! 目前已孕13周，进入孕中期，孕期检查一切正常，检查结果也很好，近半个月夜里三四点钟膝盖以下明显畏寒，需加盖一床被褥才能入睡，平日饮食未受影响。自服用您开的药物后再无孕吐，想询问您，进入孕中期后，是否需要更换方子，还想继续让您治疗。

四天前打印出来病历后到当地诊疗，当地医生夸赞您的方子看似普通，但每一味都针对我复述的病情，想问李医生是现在继续开方，还是等进入孕中期后您看看具体情况再开药。

很高兴看到这个反馈，我请阿苗保持联系，放松心态，先不服药，观察和反馈，迎接新生命。

每个患者都有一个故事

医生是一个很有魅力的职业，把职业作为事业来努力，会让你的人生充满激情和魅力。能和各色人进行沟通和交流，医生的眼中自然多一份关于世间冷暖的特殊感悟，由此构成了医生眼中别具特色的大千世界。

患者们的故事或许非常有趣，或许十分乏味，或许让你无奈，或许令你感动，或许需要你用心体会，抑或会掀起你内心的波澜……

我和小然吃过两次饭。第一次吃饭，她就开始旁征博引报纸和网络上的信息，彻底地帮我分析她胃痛的病因，以及为何会出现便秘。这段波澜起伏的叙述，前后跨越了 10 年。

刘大妈三番五次地推开诊室门探进头来，直到我请她坐在我的诊桌前。此时，她又紧锁眉头，滔滔不绝地讲述起自己为女儿求医奔波的经历，女儿太瘦了，又好不容易考到北京来，家里照顾不上，然后非常着急地问我，如何是好，该吃什么药。

王大爷的嗓门儿大到可以去开演唱会了，而且性子特别急，恨不得我马上就给他开药，旋即好起来，整个过程就如旋风般迅速。

中医认为：其高者，因而越之。作为医生，我在旁观他们故事的同时，需要冷静地把握其中的要点，最重要的方法是因势利导，而不能随波逐流。

小然的治疗，就需要迅速判断她的病情，彻底打消她一些稀奇古怪的想法，斩钉截铁地告诉她，她的疾病很简单，往往是长时间不规律饮食导致的胃肠功能失调，只要规律饮食、适当运动，就可以恢复。

要治疗刘大妈女儿的疾病，需要先让刘大妈把自己焦虑的心态缓和下来，因为很可能，她女儿的"病症"是刘大妈自己的焦虑状态造成的。爱是要讲究方法的，不是一味地呵护，这是一个很复杂的问题。我和刘大妈约定，请她的女儿直接来找我，经过调理，我相信，她的女儿会恢复到一个比较健康的状态。

对王大爷，需要让他多关注一些能够让自己静下心来的事情，多钓鱼、多散步，还要耐心地和王大爷多唠唠家常，营造一种轻松平和的氛围来感染他。

患者谱写的每一段故事都需要医生用心地阅读和修改，由此双方可以共同谱写健康和谐的乐章。把握患者的内心，增强真诚的沟通，就会让对症的药物发挥得更好，就会在每个医患配合的故事中得到理想的结局。

在医患共建的漫漫征途中，医生需要患者的信任和依赖，患者需要医生甘冒风险的诊断和治疗。生命无常，世事难料，但是只要有希望，医生就会迎难而上，拼尽全力。这也是我撰写本书的目的。回顾20多年从医生涯，遇到太多的患者，经历太多的故事，有很多话想说却未说，因为来不及，诊室的时间太紧张，等候的患者很焦急，但医患双方太需要彼此了解、彼此沟通、彼此理解。医者仁心，我将那些诊室里来不及说的话汇集成书，希望这本小书能增进医患双方的交流——诊室里，话虽未及细说，但你的心思，医生懂。

隔阂

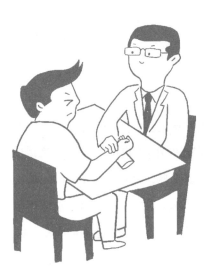

🩺 看病只用 3 分钟，为什么？

> 候诊 3 小时，诊疗 3 分钟……患者的
> 心思，医生懂。

经常有患者在医院抱怨：候诊大半天，好不容易见了医生，要么是拿一堆检查单出来，要么被医生说 3 句话就打发了。对患者太不负责了！作为医生，我听到这样的抱怨不免委屈——替患者操碎了心，还不被认可；但是作为患者或者患者家属，遇到这样的情况也难免会感到失落。

当医生等待叫号时

有一次，我带女儿去口腔医院看病，不仅口腔科的康复号难挂，而且在诊室外等待的时间也很长。

我女儿有些露牙龈，这让我很担心——将来她是否会长成"地包天"，不仅影响外貌美观，而且会影响牙齿咀嚼的力量，以及引发一系列口腔问题。因此，我决定还是请专业医生来做一个评估和判断。

在诊室外，我们从早晨9点等到了中午12点，终于等来了叫号器中传来的让人倍感亲切的声音："请李××到9诊室候诊。"瞬间，我感觉一束光照在了我和女儿身上，看看旁边还在等待的患者，心中不免产生了一种"天选之子"的骄傲。一转念，我突然想到自己也是医生，还是淡定些吧。

刘主任的患者特别多，当我推开门时，我依稀能看到她的笑脸和额上渗出的细小汗珠。

这样的情形，我感同身受，别人午餐的时间，医生还在忙碌中，丝毫没有要停下来的意思。我拉着女儿赶紧走上前，说明了来意，并摘下口罩请刘主任过目。

刘主任眨了眨她那双美丽的眼睛，跟我说了三句话：第一，这种情况没关系，别担心；第二，她可以啃苹果，增强牙周的力量；第三，每天晚上是儿童发育的时候，可以把嘴唇用胶布贴起来。说完这三句话，还没等我道谢，她就开始呼叫"下一个……"

我迅速退出了诊室，关上诊室门的那一刻，感到有点意犹未尽——等候3小时，等到3句话。苦笑一声后，我心想，如果自己不是医生，恐怕很难理解这三句话的含金量。

带女儿回家的路上，她很开心，因为不需要吃药，也不需要做检查。我则想起了一个流传甚广的故事。

1条粉笔线＝1万美元

20世纪初，美国福特公司正处于高速发展时期，以至大街上福特公司生产的汽车随处可见，客户的订单快把福特公司销售处的办公室塞满了。

突然，福特公司工厂里的一台电机出了毛病，导致车间无法正常运转! 公司调来大批检修工人反复检修，又请了许多专家来车间查看，可怎么也找不到问题出在哪儿，更谈不上维修了。

福特公司的管理者火冒三丈，别说停一天工，就算停一分钟，对福特公司来讲也是巨大的经济损失。

就在这个时候，著名的物理学家、电机专家斯坦门茨被请来了。

斯坦门茨要了一张席子铺在电机旁，聚精会神地听了 3 天，然后又要了梯子，爬上爬下忙了多时，最后在电机的一个部位用粉笔画了一道线，写下了"这里的线圈多绕了 16 圈"。

工人们照办了。令人惊异的是，电机故障竟然被排除了，生产立刻恢复了。

福特公司的经理问斯坦门茨要多少酬金，斯坦门茨说:"不多，只需要 1 万美元。"

1 万美元? 就只简简单单地画了一条线! 当时福特公司最著名的薪酬口号是"月薪 5 美元"，这在当时是很高的工资待遇，吸引了全美国各地许许多多经验丰富的技术工人和优秀的工程师。

斯坦门茨看到经理迷惑不解的神情，转身开了一张账单:

画一条线，1 美元;

知道在哪儿画线，9999 美元。

福特公司的经理看了账单之后，不仅照价付酬，还重金聘请了斯坦门茨。

这个故事很能说明医生的价值，看似简单的语言和处方，却承载着医生巨大的价值和责任。

当我们就诊的时候，诉说的是我们的痛苦，但是人体很复杂，我们表现出来的痛苦，究竟是当前脏器的疾病，还是功能紊乱，还是别的脏器出了问题导致的继发情况？这些都需要医生的火眼金睛来判断。

在我的门诊中，患者说得更多的不是"医生，我胃痛，这是怎么回事"，而是"医生，我腹痛，你看吃点什么药"。

这往往使我感到很为难，因为腹痛的情况很多，病因很复杂，需要逐一排除。对于胃肠疾病，病情评估最重要的是靠胃镜，如果没有胃镜结果，医生很多时候就像盲人摸象，没法得到最关键的信息。如果有胃镜结果，医生判断病情复杂与否，只要问 2 分钟就知道了，这相当于做了一道多项选择题，选项如下：

A. 年龄 40 岁以上；

B. 病程半年以上；

C. 有幽门螺旋杆菌感染，或者吸烟饮酒 1 年以上；

D. 肿瘤标志物异常升高，复查也不降低；

E. 长期情绪不良。

对号入座，医生做完这道选择题大概不会超过 1 分钟。但是如果患者还没有做过胃镜，医生就要让患者先去约胃镜。不明就里的患者就有可能抱怨：我还没说两句话，就被医生打发去做胃镜了，这医生太不负责了。

其实，类似的情况还有很多，例如感冒咳嗽，医生二话不说就同样的内容，不同的表达，就会有不同的效果。

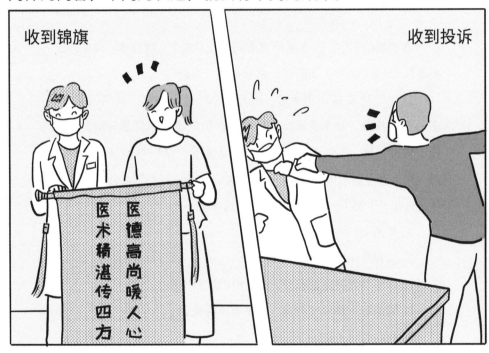

开了抽血化验单；患者胃痛，医生开了心电图检查。为什么患者胃痛，医生会让他做心电图？因为很多胃痛，潜伏着心绞痛，甚至是心肌梗死，这样的病例医生见得太多了。说医生不负责，真是冤枉他们了——医生也希望患者不是心肌梗死。

诊断最关键的一步，就是让患者快点去做检查，以尽快明确病因进行治疗。但医生此时的态度很重要，如果医生头也不抬，只是告诉患者这个决定，全程冷冰冰的，那恐怕患者的怨气会很大；而如果医生微笑着告诉患者，"根据前面的判断，我们做一个胃镜来明确你目前的状态，这是对你负责"，也许，患者的抱怨就会少很多。同样的内容，不同的表达，就会有不同甚至截然相反的效果：一个遭到投诉，另一个收到锦旗。医学是科学，诊疗是艺术，做胃镜的决策就是科学，科学是不变的，但是，医生告诉患者决策的方式是一种艺术。

当然，医生有时也很为难，诊室里医生往往被患者包围了，无暇抬头微笑；或者医生不愿意跟患者解释，因为医生内心就是为患者操心的，诊疗本身就是对患者好。但是有时也需要换位思考，如果时间允许，医生还是可以给患者做些解释。

医患双方需要互相体谅：患者需要信任自己面前的医生；医生需要尽量多地向患者解释疑点，把诊室里没有来得及说的话，尽量多说一些。

🩺 你当诊疗是儿戏?

> 从简单到复杂,患者的关注医生也许
> 不懂,医生的思维方式患者也不懂。不要
> 碰触医生的禁区和底线,医生也会不开心
> 地抗拒。

求医不要随便

张静是我的老患者介绍来的,一进门直接来找我加号。

我时常遇到这样的情况,口称"慕名"而来的患者,带着一脸闪烁其词的谦卑,以及让人难以拒绝的凝神思考和试探评估。

于是我便从望闻问切入手,带着柯南的头脑和福尔摩斯的眼神,调动从医 20 年所遇到的病例经验,抓住可以找出真凶、丝丝入扣的症状提示,从慢性胃炎的分析,到胃食管反流的推断,再到与背痛症状可能相关的心脏疾病的辨别,其间虽然无声,但我内心已如侦探般快速闪过了十几种假设,并不断寻求佐证,推翻—重建的过程已反复数次,直至得到接近准确的判断。医生,尽管需要不断面对患者纷繁芜杂的症状,而且周遭杂音不绝于耳,但始终需要保持如武

当派"泰山崩于前而色不变"的心态。

经过一番仔细推敲,我认真地给出了处方,分析了张静目前的身体状态,指出了症状和疾病的关联性,以及患者在生活上需要做出的改变。此时,我还陶醉在如侦探小说般丝丝入扣的逻辑推导的喜悦中。结果,药方开完之后,患者却说:医生,我还有之前开的药没吃完,大概两周的量,我先吃完剩的药,再吃您开的吧。

此话一出,我心中仿佛有一万头羊驼奔涌而去,顿觉心好累。我不由得质问:"那你现在来找我干什么?逗我玩儿吗?"

此时,我心里翻江倒海:患者真心看病,支付诊疗费用,按照处方执行医嘱,是对医生起码的尊重。其实拿不拿药还是其次,重要的是不要把诊疗当儿戏,用一种试探的方式来进行。患者如果还没有想好,没有准备好,那就别来找我!为什么让我操心半天,还不执行医嘱呢?支付费用还是其次,您都不执行我的医嘱,那我的劳动价值去哪里了?明显是打了水漂!你以为我是随随便便就开出处方了吗?为什么把这个诊疗当儿戏,来戏弄医生呢?为什么不尊重医生的劳动,如此轻视医生的思考和决策?

张静:"李医生,您误会了,我就是简单问一下。"

此话一出,我心里更气愤了:医学的问题有随便问的吗?医疗的诊疗非同小可,每一个细节都有可能决定健康的走向,看似云淡风轻,实则危机四伏。判断和思考,实是大伤脑筋。君不见《豪斯医生》还有《白色巨塔》处处险象环生,都是从生活中的小事引起的,却有可能带给人一辈子的健康羁绊。虽说艺术来源于生活又高于生活,但实际上我们的生活远比电影更精彩、更真实,甚至更残酷。正如李昌钰的分析、柯南的思考、福尔摩斯的推断,医生的工作来自所

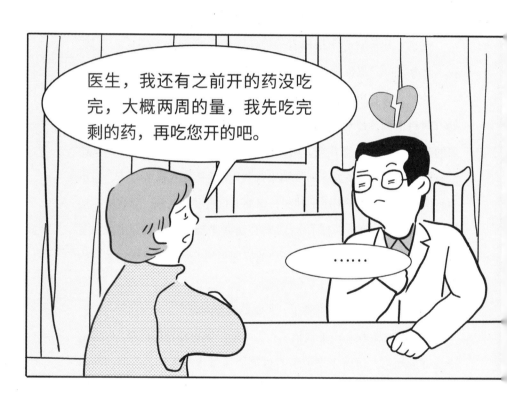

有证据的综合，这也是循证医学的内涵。但这只是一半，另一半则来自叙事医学的人文关怀，来自医患之间的相互尊重。这两者同样累心，同样操劳。

为了更多地服务患者，大部分医生都有牺牲自己休息和午餐时间的习惯，而大部分患者也尊重医生的劳动。可是总有一小部分患者，抱着游戏的态度，把医生的劳动当儿戏。

张静说完她的病情，我这边苦苦思考，给她制订了方案，并详细讲解了她的情况，谆谆告诫生活中的注意事项，她却一脸不在意地吃着东西，让我产生了热脸贴冷屁股的错愕：是你求医，而不是我！

医生的情怀≠免费

救死扶伤是医生的天职，没错，但医生看病需要收费。这二者并不矛盾。papi酱曾说：嗯？为什么要免费，我们很熟吗？收费没有医德？这个是什么推论？我用我的技能挣钱吃饭，天经地义呀，十年寒窗苦读的时候，你看到了吗？诊疗是服务，也是商品，必然有商品的属性，评估要耗费脑力和体力，饱含技术的运用。

有情怀不代表所有的都免费，而且最关键的是，医疗服务首先是商品，诊疗最基本的属性就是工作，当然有特殊性，还包含更多人文情怀的因素，但没有前一项，其他什么都是空谈。因为医院需要运行，医生需要工资。

其实不是收费的问题，而是对医疗重视和认识的问题。为什么有人吃饭一掷千金，但诊疗和买书却舍不得花钱？这是每个人的认识和理念的不同。这种不同没有好坏之分，但诊疗需要符合规律。

《史记·刺客列传》中，一些舍生取义的刺客就有一句话：士为知己者死。随后有了，女为悦己者容。现在我也补充一句话：医为尊己者劳。

从医多年，我看过太多欢乐和悲伤，体悟了更多的世态炎凉，承受了一次次的鼓励和不经意的打击。从人性的角度来看，这些事情都不足为奇，人性本就如此，但它们又总会在不经意间侵入我的思绪，让我不得不冷静下来，思考医患之间矛盾之所在。

医患之间信息不对称的原因

1. 患者对医生工作不了解。部分患者并没有真正理解医生的诊疗工作，因此不够尊重医生的工作，把诊疗当成了儿戏，他们往往认为医生的诊疗就是几句话，但其实，医生这几句话背后所隐藏的工作量是数倍于说出的话语的。

2. 当前很多人还不够尊重知识和原创，对物的膜拜超过对人的尊重。这就好像去一家高级餐厅就餐后，有些人会认为很亏——饭菜质量一般，价格却奇高，他们自动忽略了其间所享受的别样的用餐环境和服务。同理，有人会认为就医时的药物值钱，而实际上，诊疗和医生的决策更值钱，却没有被重视和尊重。还有，买书时，很多人觉得书价很高，甚至应该免费阅读，其实书所承载的作者的心血和智慧更具有价值，相比于国外，现在国内的书价已经被严重低估了。

3. 医患沟通不够充分，不能很好地建立信任和培养出默契。针对这些情况，我也尝试去了解患者心理，我觉得理念普及对增进医患沟通效果明显。具体可以从以下几方面着手：

第一，诊疗并不是看的医生越多越好，在诊断方面有时候患者可以请不同的医生看片子，以及一些疾病的会诊，都可以做决策参考，但最重要的还是尊重你所信任医生的意见。有人会问：医生会不会出错呢？当然有可能，但这不是一个悖论。在诊疗决策的时候，只有完全信任医生，才是患者最佳的决策。

第二，医疗永远无法保证 100% 的有效和正确，就像军事行动和办案，执行结果也许是错误的，但是如果不执行，就没有希望。

第三，医生和患者创造医患和谐与医患共建的未来，是基于循证医学和叙事医学的思考。医学是科学，诊疗是艺术，科学与艺术的完美结合，是保证诊疗效果最重要的过程，医生和患者共同承担诊疗的不确定性和战胜疾病的喜悦。希望大家彼此珍惜，共筑健康。

第四，对于医学诊疗，有钱不是万能的，但没有钱是万万不能的。诊疗首先是商品和服务，不是公益，在这个基础上，才有机会谈艺术和人文，之后才是公益救助。

第五，士为知己者死，女为悦己者容，医为尊己者劳。

不战而屈人之兵，不药而疗人之疾。我辈共努力，愿天下无病。

换位思考，形成共识

医生和患者都会生气抑或委屈，都会觉得对方不理解自己。此时，双方不仅仅要站在对方的角度思考问题，还要在诊疗的很多方面达成共识，包括与诊疗相关的其他事情，如挂号、取药、缴费、医保报销等。想让对方理解自己，自己就要先理解对方。做到这一点

隔阂

确实不容易，需要设身处地和更多的耐心。

生活就像一杯茶，有清香，有苦涩，相伴而行的是水与叶的相濡以沫。医患共建，犹如岐黄之阴阳，和谐相对，而又默契如斯，默契配合能够在生活的不经意间，让病气灰飞烟灭，抑或曲突徙薪，绸缪于未雨。细读之，慎思之，践行之，安康之，与君共赏。

ᴗᴖ 妇科的男大夫

非医疗界对于异性诊疗争议比较大，
而实际上，对于医生来说，这并非一个专
业的问题，其实无非是性别差异带来的
"不便"。

妇科的男大夫还是相对较多的。其实很多人不了解，妇科男大
夫在业内是很吃香的，具有女性大夫不可替代的两大优势：第一，
体力好。在妇科，尤其是产科，接生是个体力活儿，经常会遇到在
后半夜生孩子的情况，因此男性医生要比女性医生具有天然的优势。
男性体力好，应对夜班的能力比女性强，可以有更好的体力和脑力
进行专业的判断。第二，心态好。男性长期在妇科和女性打交道，
确实有一种阴气盛的感觉。可以比较一下，男性作为妇产科大夫和
女性相比，更有倾听的耐心，也会更体贴女性的痛苦。同样是女性
的话，不自觉地会有一定的性别排斥。

妇科的男大夫不少，男科的女大夫凤毛麟角。说到性别的问题，
我回想起了当年在非洲诊疗时的故事：乳腺增生的年轻女孩。

触碰乳房

莫西比利的门诊楼盖了 10 年，还是破破烂烂的样子。倒是门口的草坪一如既往绿油油的，看着不由得让我眼前一亮，昨晚忙碌一夜的疲惫似乎消了大半。"是谁和我约好了门诊呢?"我正想着，突然一阵头晕，一个趔趄，身体重重地摔在了台阶上，膝盖疼得厉害，有些爬不起来的感觉。

这时一阵淡淡的清香飘来，随之一只手扶住我的胳膊。我赶紧回头，看到艾尔莎似笑非笑地看着我，她依旧保持着她的招牌动作：眉头微蹙，说道："Dr.Li，好久不见。"久别相逢，我却这个窘样，难免感到尴尬。

我的脑海中闪过我和她的邮件内容，对，就是艾尔莎和我约好了今天的门诊。在我的记忆中艾尔莎是一位很有特点的患者，棕色皮肤，身材火辣，典型的非洲美女，但是她微微蹙着的眉宇间总挂着一丝淡淡的忧伤。

"艾尔莎，原来是你。最近怎样?"我定了定神，问道。

"我还好吧，就是最近感觉病情有反复。而且你回来了，我想来看看你，让你帮我看看。"艾尔莎的表情和语言一样，总是一派波澜不惊。我觉得远隔万里的缘分真是不容易，能够再次见到她，我还有些小激动。

拍了拍身上的土，我和艾尔莎一起走进了诊所。那欧米看到我们一起走进来之后，有些吃惊。我赶紧向她解释了一下，还非常尴尬地描述了刚才在诊室门口栽的大跟头。那欧米看看我，忽然哈哈大笑起来，旁边的沙武丽也咯咯地笑起来。非洲的朋友就是如此热情奔放。

"喝点儿咖啡吧,"那欧米帮我冲了一杯,"你累了一晚上,情况如何?"

"惊心动魄。"我说。那欧米虽然在中国待了5年,但这个成语还是让她有些不知所措。我又用英语给她解释了一遍,她连连感叹:"中国医生真是太敬业了,你们就是他的保护神,从天而降。要是本地医生接诊,这小子肯定挂了。"

那欧米所言不虚,十分中肯。记得有一次手术后,正好赶上周日,我们团队一早就去查房,生怕患者术后恢复有问题,比如出血等。当地医生和患者看到我们一早又来简直都惊呆了,说:"中国医生周末也查房?!"我们哭笑不得,这应该是值得我们骄傲的事情吗?在中国这是诊疗的常规呀!

那欧米冲好咖啡便出去了。我一边收拾物品一边让艾尔莎去挂号。艾尔莎出去半天才回来,说:"你的号还没有开放,医院没有弄好呢。"

我来之前就给这家医院的院办发过邮件了,并且医务处也回复已知晓,结果现在还没开放。我摇摇头,无奈地说道:"好吧,我先帮你看看情况,挂号等看完病再说吧。"坦桑尼亚的效率,我们都很懂。

我喝了几口咖啡,环顾了一下四周,进入工作状态。非洲的咖啡还是很赞的。

"你哪里不舒服,艾尔莎?我看你气色不错……"刚说完,我就发现她被化妆品遮掩着的面颊色素沉着。

"唉,"艾尔莎叹了一口气,"Dr.Li,上次你帮我治疗得很好,我觉得我乳房上的肿块少了，甚至消失了。可是，最近这些肿块又长起来了，长得好像比以前更大了，摸起来有些疼。"

"哦，对了，你是这个问题，那我还是再看一下吧，我给你摸一下。"

艾尔莎迅速脱掉衣服和胸罩，好像感觉抓到了救星一样，就等着这一刻。而她这么坦率，倒让我有些不好意思。我借着洗手的空当，缓冲一下，随后定定神，看看她的胸部。

是这对乳房，我想起来了，前年诊疗的情景一下子出现在我的脑海中。

那天，也是一个上午，我在门诊遇到了艾尔莎。以前她来找我看过腹痛和咳嗽，收到了良好的效果。这次来门诊，主要是乳腺的问题。

她说，其实以前来看病的时候，就有这个问题。两个月以前，她就发现自己的乳房有肿块。这两个月，肿块并没有增大，也不疼，所以没怎么注意。其他的病好了，今天就来看看这个毛病。

经过几次交流，我们逐渐熟络起来。她的肤色和其他人不同，是近乎棕色的，很漂亮，英语流利，气质不凡。但是我总觉得她眉宇间透着一种淡淡的忧伤。诊断是乳腺增生。于是，我问她："你平常容易生气着急吗？有不高兴的事情吗？"

她看看我，眼睛低下去，似乎要掉下泪来。我心想其中肯定有故事，为了避免尴尬，我赶紧打岔，问她一些月经的问题。还好，她稳定了一下情绪，开始跟我说自己平时非常不高兴，经常着急生气，工作压力也大。很显然，这是主要的病因了。我们当时还没有太熟悉，其实，如果她能哭出来，释放一下，对她会更好。所以，在后来的治疗过程中，我就逐渐使用了共情——心理按摩的手段。

近年来，中国的乳腺增生患者呈现出年轻化的趋势，我没想到在休闲观念非常强的坦桑尼亚也有这么年轻的乳腺增生患者。非洲人特有的不拘小节，给我留下了深刻的印象。大部分人如此，但也有一些青年一直积极奋斗。

通过和艾尔莎的交谈，我感觉到了非洲有为青年的困惑和面临的心灵困境。和中国国内一样，传统和现代在挣扎与对抗。艾尔莎的男朋友希望她在家里待着，而艾尔莎属于"进步青年"，岂肯窝在家里？而且艾尔莎的男友，准确地说，应该是前男友，不仅和她山盟海誓，还和另外几个女孩子关系暧昧，以至后来让其他女孩子怀孕了。艾尔莎的郁闷主要来自理想和爱情两个方面的不顺和自我矛盾。

想起阿图医生所写的《医生的修炼》和《医生的精进》，其中让我印象很深刻的就是，医生很八卦地跟患者扯家常，看似没有用的问诊，对于整个疾病的掌握，以及诊疗艺术的拿捏，都起到了重要作用。诊疗是科学和艺术的结合体，诊疗效果取决于医者的智慧，从患者病因到心理状态再到家庭情况的掌握，以及患者的配合程度。

对于艾尔莎的情况，我也是逐渐深入了解的。从事业观到爱情观，我分明看到了一个非洲优秀女青年所面临的困惑与迷茫，以及她自己的抗争与踌躇。由此，她心中难免感到忧郁，就是中医认为的肝气郁滞，进而出现肝经循行不利，气血停滞，导致乳腺增生，若再发展下去也可能会出现甲状腺结节和子宫肌瘤。从局部入手，回到整体的思路，这就是中医学的魅力。

从现代医学出发，乳腺增生属于外科疾病，需要医师当面诊查，给患者做乳房触诊。我有些纠结，但这是必须的，于是我请门诊的那欧米医师一起为她做一个检查。在中国，男医生给女患者做乳房检查，或者盆腔检查有的患者愿意，有的患者不愿意，而在非洲做私处检查，患者都认为是自然的，通常没有任何迟疑。

那天艾尔莎也是迅速地暴露胸部，和今天的情形一样。当时从形态上看，乳房大小正常。我为她做了乳房触诊，可触及双侧乳房硬块，位于左侧乳房内上象限，右侧乳房外上象限，存在大约 2 立方厘米的硬块，质硬，表面光滑，有轻度压痛，推之可移动少许。

根据症状和体征，基本可以判断是乳腺增生症，为了获得更明确的诊断，我建议她做一个乳腺的 B 超，明确肿块的位置、大小、性质。

一周后，B 超结果显示乳腺增生，但是数量和大小和我诊查的有出入。B 超显示一共有 4 处，分别位于右侧乳房 4 点、11 点方向，左侧乳房 8 点、11 点方向（为了诊查的准确性，医生往往把乳房看作一个以乳头为中点的表盘，以此来明确病变所在的位置）。这样诊断就明确了。

再次看了她的舌脉，我认为，"舌体正常，舌暗红，苔薄白，脉位居中，脉象数滑"。根据病史的叙述和舌脉，可以判断她的乳腺增生主要是由肝郁气结血凝、湿聚痰凝所致，治疗时应当疏肝理气活血，软坚散结。

当时我选用了柴胡疏肝散来疏解肝郁，海藻玉壶汤进行软坚散结，适当活血，利于气血运行。开方后，我又再三强调：首先，一定要尽量保持快乐心情，这是最最重要的；其次，要饮食清淡，注意乳罩卫生，不要使用过紧的乳罩。

我和她聊了一会儿，其实她也认识到了这个问题，承诺能够遵从我的医嘱，积极治疗。当然这是一种慢性疾病，至少要治疗 3 个月甚至更长时间，当然也有治疗不成功的情况。

和这样的患者充分沟通是很重要的。之后的一个月中，我们进行了邮件交流。她是当地非洲人中回复邮件最快的了。但遗憾的是，这一个月她都非常忙碌，一周一次的门诊都是她派司机来取药。我无法看到她的舌脉，也没有办法和她当面沟通，更感觉不到她的情绪是否有好转。

通过邮件，我问她，你好点没有，为什么没有来门诊。最好有空的时候再来门诊看一下。

她说感觉好多了，并且表示非常抱歉，希望能够尽快来门诊。

诊断明确乳腺增生，病因也很清楚，治疗措施也是对症的，但是我不知道她的依从性怎样，能否听我的建议，保持快乐的心情，这是一个值得关注的问题。我真的希望她快点好起来。身心疾病中，心情和心理也是起到很重要的作用的。

小贴士 ➕

很多疾病不是一天两天产生的，这和个人体质、不良生活习惯以及不良情绪有关。重要的是，健康的理念和积极乐观的生活态度可以使所有疾病防患于未然。

中医认为乳腺是处于肝经循行的地方，和肝气的运行密切相关。可以说，现在 95% 左右的乳腺增生都和情绪有关，如果能调畅肝气，很多乳腺增生的症状可以得到大大改善，并且可不治而愈。所以，中医在治疗乳腺增生的时候，以调畅肝气为第一要务。如果心情调控还是不理想，不能自行缓解，医生就会选用以逍遥散类为主的汤药进行药物干预，结合辨证论治的血瘀、痰凝进行活血化瘀祛痰治疗。

患处比脸更熟悉

脑海中回顾着这个病例，诊疗的细节都回忆起来了，似乎是因为看了一眼乳房。实际上，医生对患处的关注程度可能更胜于患者的面部。

还有一个小故事。肛肠科吴主任（男）每天奔波于门诊和手术之间。一天门诊，一个美丽的女子小连忽然和他打招呼，吴主任云里雾里，没想起来在哪里见过她。等到检查伤口，美女小连一脱裤子，吴主任一看，就拍了大腿，原来你是上个月 27 日第三台手术那个！他准确地说出了当时的手术方式、手术时间、术后情况等很多细节，如数家珍。吴主任还感慨原来手术患者长得这么美。这被肛肠科的医生和护士传为一段"佳话"：吴主任只认屁股不认脸。

医生对患处的关注和雕琢，就好似雕塑家在倾心雕琢一件作品，将自己的心血全然放在患处。艾尔莎的乳房让我想起了这一切。回到当下，我仔细审视了上次被我修饰过的这件艺术品，触手所及，大部分还是柔软而温润的，只有右侧乳房的右上象限，特别突兀地支出来一个硬结，好像车辆正在路上驰骋，突然一个急刹车。我不禁心里咯噔一下。

"这里按着疼吗？"我看着艾尔莎的眼睛。

"有些疼，最近夜里疼得多，我觉得可能复发了。你帮我看看吧，我觉得你上次给我的药方特别有效。"艾尔莎也看着我。

"最近还有什么不舒服吗？"我感觉艾尔莎的脖子有些肿，顺便也摸了摸。

"我觉得月经也很不好，总是淋漓不尽。"

"你做过什么检查呢？"

"还没有，就等你回来好好看看了。"

疾病的发展可能让我说中了。中医认为，肝气郁滞会影响到整个肝经的循行，而在肝经路径上的所有器官都有可能被殃及。肝经循行的路径，就包括了甲状腺、乳房以及子宫等。

"还是做一个甲状腺、乳房以及子宫的 B 超吧，我们来综合判断一下，随后再用药好不好？"

"好的，我听你的，Dr.Li 。"

艾尔莎起身穿好衣服，准备出发。我看了一下表，大约早晨 9 点 20 分。忽然重症监护室（ICU）的护士索菲亚疾步走来，一进门差点和艾尔莎撞到一起。艾尔莎抬头一看，眼神闪现出一丝复杂的情绪，欲言又止。

索菲亚也看了她一眼，好像要说什么，但还是转过头来，跟我说："索比情况有变化，麻烦你再来看一下他吧。"

要出门的艾尔莎忽然转过头来，对我说："索比生病了？他怎么了？"

我看了她一眼，还没有来得及反应是怎么回事，索菲亚就对艾尔莎说："索比病得很重，还做了手术，你快去看看他吧！"

"啊，怎么回事儿?!"艾尔莎惊呼。

我心里也在问：怎么回事儿? 不管怎样，咱们一起去病房走一趟吧……

其实不仅仅在国外，国内也同样会遇到两类患者：一类是信任医生、无所谓性别的；另一类是不希望异性医生来检查自己的。

其实，在诊室里来不及说的话，不仅仅有性别的问题，还有性格的问题。医患双方的喜好不同，语言风格不同，也会造成一定的隔阂，引起患者的顾虑。这种情况，需要医患双方不断地协调和共同努力。

要知道，我们不仅要以专业判断为纲，还要尊重患者的价值取向。所以，其实诊室来不及说的话还有很多，而这些更有助于构建医患共建，完成全面诊疗的目标。

ᎧᎯ 不想做胃镜那些事

隔阂从哪里来，误解从哪里来？消除
它们，使信息对等，我们需要做出努力。

"根据您的情况，给您开个胃镜检查一下吧。"

"能不能先吃点儿药？做胃镜太难受了。"

在消化内科的门诊，医患之间经常发生这样的对话。很多时候，做胃镜都不是你情我愿的事情。但迄今为止，胃肠镜是消化内科最常用和有效的检查手段，是诊断消化疾病最重要的手段，没有之一。

胃镜肠镜检查是一个很痛苦的过程，但是确实非常重要，这个重要性医生很清楚，而患者不一定理解。这就需要医患双方多交流，完善就诊流程，以及采取能让患者增强认知的新颖手段。

在诊室有限的时间内，完成如此沟通尤其不易，所以，更需要医患双方的密切配合。很多细节医生已经习惯和耳熟能详，患者却还不太了解，就会形成医患间的隔阂。为了更好地消除这个隔阂，让患者顺利完成检查，我们需要制作更好的流程图，并请患者耐心仔细地阅读。

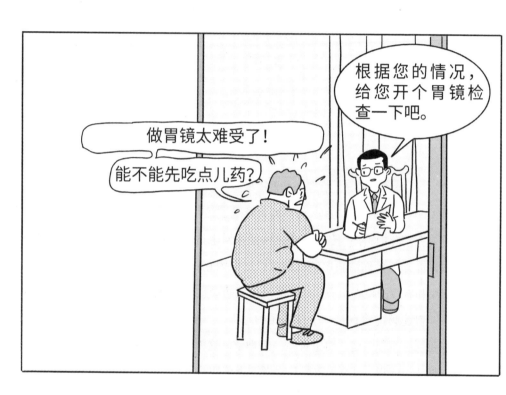

"医生，我可不可以不做胃镜?"

有些患者来门诊的时候，坚决不做胃镜。原因很简单：有一根管子插到喉咙里面，想想就恶心。其实医生自己也挺怕做胃镜的，正常人都有一个咽反射，碰触和停留在咽部的异物会刺激神经，导致恶心呕吐，感觉异常难受。一些勇敢的医生，自己给自己做胃镜，那真是让我佩服得不得了。

医生需要尊重患者的诉求，可是患者的病情更不容忽视。根据具体情况，医生要对是否做胃镜做出判断和推荐。我曾经接诊过一名中年女性患者，她多年胃脘不适，在向我叙述病情时，我发现她几乎涵盖了消化道疾病的所有症状，包括上腹不适、腹胀、腹痛、胃灼热及反酸、吞咽不适、哽噎、嗳气、呃逆、食欲不振，更为关键的是近 3 个月出现消瘦和贫血现象，这属于胃肠道肿瘤的报警症状，也就是说，这些症状的组合，提示可能有消化道肿瘤。虽然她做了消化道钡餐造影，但这项检查不能确定是否有胃癌。

消化道钡餐造影也是一项重要的检查，是一种无创检查，对患者来说，一般无痛苦及其他并发症，容易接受。患者先打一针镇静止痛的药物，再口服（干咽）3~5 克产气粉，胃充分扩张后，站上检查台，按照医生要求做出相应的身体动作并吞下大口的医用纯硫酸钡混悬液 200mL，合计总量大约一个纸杯。当 X 线透过人体时，利用显示器间接观察被钡剂充盈的胃的形态、大小、位置及蠕动情况等，并进行摄像，结合临床表现作出综合判断。对于部分临床症状和 X 线征象均不典型的患者还需结合其他检查。

这是一种成像检查，只有病变的位置特别大，才能在 X 线上有所表现。而且，得到的还不是直观的图像，在诊断意义上就打了折扣。所以还是要通过胃镜来确定。

患者是否需要进行胃镜检查，由医生进行评估，有五个方面的提示。这五个方面相当于一道多选题的五个选项，每个选项的分值为20分，如果得了60分，就需要做胃镜了；要是80分，甚至100分，那就更要做胃镜来明确了。

1. 病程反复发作超过 6 个月

2. 年龄在 40 岁以上

3. 直系亲属有消化道肿瘤的病史

4. 肿瘤标志物异常升高，复查也不正常的

5. 有消瘦并且消化道出血

是否需要做胃镜，看这五条即可作为一个参考。而最终的判断，还需要医生当面进行评估才是最准确的。所以，根据这位女性患者的症状以及发病的时长，还有家族史，我强烈建议她做胃镜明确诊断。

当然，确实有人不能做胃镜，医生也确实不能绑着人家去，但是医生要更严肃地传递这个内容。实际上，胃镜检查类似于一个小手术，是有适应症和禁忌症的。胃镜检查绝对禁忌症包括以下一些情况：

1. 严重心脏病：严重心律失常、心梗急性期、重度心力衰竭者

2. 严重肺部疾病：哮喘、呼吸衰竭不能平卧者

3. 严重高血压、精神病及意识障碍不能合作者

4. 疑似食管、胃、十二指肠穿孔者

5. 急性咽喉部疾患胃镜不能插管者

6. 腐蚀性食管损伤的急性期患者

7. 严重驼背者

8. 禁食不足 6 小时者

9. 癫痫频繁发作者

"做胃镜的流程太长了，太费时间"

在进行胃镜检查之前，必须查肝功（肝脏功能检查，主要是转氨酶）和感筛四项（感染疾病筛查，包括乙肝、丙肝、艾滋病、梅毒），检查的目的就是保护接受胃镜检查的患者不受到感染疾病的侵扰，避免交叉感染。这个检查结果 3 个月内有效，外院检查须二甲以上医院。只有肝功和感筛四项合格的患者，才能进行胃镜检查，否则就要进行特殊的消毒。重点在于查胃镜，而医生一开始却要开抽血的单子，可能会让患者产生第一个疑惑或隔阂："医生，你让我做胃镜，抽血干吗？"

这个疑惑容易解释，但抽血需要空腹，有的患者只能第二天再来抽血，要抽血结果出来又需要两三天。这样一来，要做胃镜得经过如下流程：第三次来才能取到抽血的结果，第四次来请医生看结果，并约胃镜，第五次做完胃镜，如果当天主治医师不出诊，第六次才能看上病。这就产生了第二个更大的隔阂：来了这么多次，交费好几次，还没开药，这个医生太不负责了！

为了消除患者的这些疑惑和隔阂，我建议来做胃镜的患者从以下两方面做好准备：

首先，来看病时最好空腹，便于可能会进行的抽血检查，更利于医生的判断。其次，和医生说明情况，让医生当天开好所有的单子，并当日抽血，第二次来取化验单的时候选择能做胃镜的日子，当日如果预约少，则当日即可胃镜检查。第三次取胃镜结果的时候，即可进行诊断处方了，这样就节省了一半以上的时间。当然，有的患者又有疑问：现在就把胃镜的费用缴了，要是血液检测不能做胃镜怎么办？

有这种情况吗？有，但这是小概率事件，很少有人血液检测不合格，这个检测包括乙肝、丙肝、艾滋病和梅毒，这些传染病尽管存在，但是一般很少呈阳性。

万一出现阳性，而又确实需要做胃镜怎么办？患者可以选择传染病医院，那里有更专业的防护，防护和消毒的级别也不同。已经交过的费用，保留手续，可以退费，退费的手续也并不复杂。干脆一点儿的患者，直接都办完，一次缴费，承担不到 1% 的退费可能性的风险。纠结一些的患者，多跑一趟，等血液检测结果出来再缴胃镜检查的费用。

这样一来，诊疗次数就从 6 次变成了 3 次，甚至 2 次，大大提高了就诊效率

"有没有不那么痛的胃镜？"

随着现代科技的发展，胃镜越来越先进，管子也越来越细，很多医院已经开展了无痛胃镜，还有鼻胃镜，大大减轻了患者检查时的痛苦。当然，消化科医生还特别期待胶囊胃镜的进一步发展。

相对于克服咽反射的呕吐，从口腔咽部插管子的普通胃镜，鼻胃

镜可以有效地减少咽部的刺激症状，避免过多刺激咽部。因为鼻胃镜是从鼻子进入食管，减少了咽部的刺激。但是鼻胃镜操作相比普通胃镜更难。

无痛胃镜结合了麻醉科全身麻醉的优势，在做胃镜的时候患者没有任何感觉，不利的是有一定的麻醉风险，需要在检查胃镜前进行麻醉评估。麻醉风险最严重的是发生麻醉窒息。

大家期待的胶囊胃镜会引领胃镜的潮流，也是大家乐于接受的检查方式，目前已经在各大医院开展，也是相对比较成熟的检查。优点很明显，避免一根管子进入口腔食道，体验比较好。同时，胶囊胃镜可以对整个消化道全息照相，不会遗漏，而普通胃肠镜的检查有一段小肠是看不到的，但通过胶囊胃镜可以看得到。缺点在于，胶囊胃镜在胃肠道中没法停留，也不能取病理进行活检，这是目前尚无法解决的，还有就是价格相对较贵，也没有被纳入医保。

所以，具体做哪种检查，需要医生和患者进行商量，要根据病情和意愿来决定，才能得到最佳的检查效果。有的可能需要结合几个胃镜的情况进行综合诊断。例如，经过普通胃镜肠镜，医生还没有找到疾病的病灶，患者仍有黑便，那么就需要考虑可能是小肠出血，就需要再做一个胶囊胃镜来加以确认。

"做胃镜会把胃钻个洞，引起大出血吗?"

很多患者关心做胃镜检查对身体有没有损害，担心胃镜进去可能会把胃钻个洞或者引起出血等。

胃镜确实属于有创检查，有创检查都是有风险的，就跟手术和

隔阂

麻醉一样。但是任何一种检查和处理,都是医生和患者协商后,经过专业判断做出的决策,医生和患者共同承担诊疗带来的风险。

其实诊疗不仅有风险,还有喜悦,因为诊断清楚、治疗效果好,患者会开心,医生同样开心。所以,无论风险还是获益,医生和患者共同承担,医患共建联盟才是应对疾病的最佳法宝。

小贴士

胃镜检查并发症包括:心脏意外、肺部并发症、穿孔、感染、出血、下颌关节脱臼、喉头痉挛、腮腺肿大、贲门黏膜撕裂等 。

这些都是可能在胃镜检查中发生的风险,由过度紧张,胃镜操作不当,以及不可避免的碰撞而导致。但是,这些风险的概率非常低,只要做到放松,绝大多数患者都可以顺利地完成检查。患者要首先考虑病情,风险和疾病就像是天平的两端,只要病情这一边沉了下去,医生就会强烈推荐患者做检查。

"大夫就不能多和我说两句吗?"

不仅是胃镜肠镜,很多其他医疗检查也需要患者有对检查流程和重要性的认知。缺乏沟通的时候，患者会不理解，因此，可能会"不听话"。此时，医生和患者都会很委屈，双方就易出现怨怼。

医生说：都是为你好，为你操碎了心，你怎么就不听话呢？

患者会说：为什么大夫说两句话就把我支走了，我还没说完，大夫真不负责。

其实，医生看病只抓疾病的关键，诊断明确，对症治疗。应做的检查结果不出来，医生就不好进行下一步处理。但是，患者关注的是自己的症状怎么解决，以及对自己的痛苦的表达，而诊室里的有效沟通经常缺失，所以患者常常抱怨"排队一小时，看病三分钟"。如果时间充分，在专业的医疗诊断同时，更多的人文关怀以及叙事医学的温情，会让这类隔阂越来越少。但如果患者很多，恐怕医生就没有更多的时间来给患者解释，以及倾听他们的痛苦了。

所以，这需要医患共同来解决这个问题：患者要充分信任医生，让干什么就干什么。当我自己作为患者以及患者家属的时候，就遵照医生让干什么就干什么的原则，不过多地问"这是要干什么"，"原因是什么"。信任你的医生，你就听从他的安排，你如果不信任他，就干脆换医生。

对于医生来说，在时间允许的情况下，尽可能多一些微笑和必要的解释，这更利于建立医患信任和医患联盟。

诊室里有很多来不及说的话，我们要尽量多地把这些信息传递给患者。

胃镜检查全程引导

检查前：

停用阿司匹林、氯吡格雷、华法令等抗凝抗血小板药至少5天。

禁食6～8小时，怀疑幽门梗阻者应禁食2～3天；已做钡餐检查者须待钡剂排空后再查胃镜；在检查的前一日晚12点后就应禁食水，检查当天的早晨不要吃早餐。

消化道静脉曲张者需提前告知胃镜大夫，胃镜大夫会尽量轻柔，避免碰触曲张的胃静脉而出血。

术前15分钟口含利多卡因胶浆局部麻醉，对该药过敏者需在做胃镜时提前告知胃镜大夫，若有单颗活动义齿，需提前取出。高血压患者可于检查当日5—6点晨起服药。

检查中：

进入检查室后，松开领口及裤带，取下眼镜，取左侧卧位躺好。

管子插进咽喉时，身体及头部就不能转动了，以防损坏镜子并伤害内脏。用鼻吸气，口呼气，或者都用嘴大口呼吸；口水流出，切勿下咽以免造成呛咳。护士会提供一个口腔咬合器，目的是防止口腔的咬合。

胃镜进入有三处狭窄。第一狭窄：食管起始处，距门齿约15cm，6颈椎体下缘；第二狭窄：食管在左主支气管后方与其交叉处，距门齿约25cm，4、5胸椎水平；第三狭窄：食管通过膈食管裂孔处，距门齿约 40cm，10 胸椎水平。

胃镜进入咽喉部，患者肯定会有不舒服的感觉，最主要的是恶心干呕，此外还有腹胀、腹部绞痛。患者适当忍耐一下，确实不能忍受时，可用手势向施术者（医生）和旁边的护士示意，以便采取必要措施。

胃镜过程中，为了更清晰地观察，也会有一定的充气冲水的过程，患者需要提前了解。

检查后：

退镜后，吐出唾液。由于检查时难免会注入一些空气，这些空气虽然在退镜时已被吸出，但患者可能仍有明显腹胀感，嗳气较多，或者产生排气，此为正常现象。

因刚才咽部麻醉，检查后咽部会有异物感，切勿剧烈咳嗽。

因为麻醉作用未消失，过早进食会使食物容易进入气管，所以，不要立即吃东西，检查 1 小时后方可进食水。由于病理检查中取了胃里面的一块儿组织，可能会有一些出血，应在检查 2 小时后进温凉半流质或软烂食物一天，以免粗糙食物摩擦胃黏膜创面，造成出血。

从检查结果开始算，检查后 1 ~ 4 天内，可能感到咽部不适或疼痛，但多无碍于饮食，可照常工作和生活。

肠镜检查也有一些注意事项，详见下表。

肠镜检查的注意事项

结肠镜检查适应症	· 原因不明下消化道出血,包括明显出血或持续隐血阳性者 · 腹痛、里急后重、黏液血便、大便习惯改变、慢性腹泻、便秘、排便困难、贫血、不明原因的体重减轻、乏力 · 大肠癌手术后随访,大肠息肉摘除术后随访,对某些癌前病变做定期防癌随访,药物疗效观察随访 · 40岁以上、男性、有大肠癌家族史者
结肠镜检查禁忌症	· 肛管直肠狭窄,肠镜无法插入者 · 有腹膜刺激症状者,如肠穿孔、腹膜炎等 · 肛管直肠急性期感染或有疼痛性病灶,如肛裂、肛周脓肿等 · 各种急性肠炎、严重的缺血性疾病及放射性结肠炎,如细菌性痢疾活动期、溃结急性期,尤其暴发型者 · 妇女月经期不宜检查,妊娠期应慎做 · 年老体衰、严重高血压、贫血、冠心病、心肺功能不全者 · 腹腔、盆腔手术后早期,怀疑有腹膜炎、肠穿孔、肠瘘或广泛腹腔粘连者 · 小儿及精神病患者不宜施行检查,若非做不可,可考虑在麻醉下检查 · 白蛋白过低,严重营养不良 · 腹主动脉瘤
结肠镜检查困难人群	· 过于消瘦、老年人——肠道张力差 · 过于肥胖、腹部大——肠腔宽大,缺乏支点,套叠不好,用镜多 · 腹部、盆腔手术史致腹腔广泛粘连者 · 长期顽固便秘者 · 耐受性差者 · 严重结肠黑变病者
结肠镜检查前的饮食规定	24小时前低渣饮食: · 土豆、豆腐、豆浆、豆腐脑、菜水、菜汁、蛋、粥、烂饭、面包、软面条、饼干; · 切碎制成软烂的嫩肉、动物内脏、鸡、鱼等; · 去皮质软的瓜类、胡萝卜等 限用食物: · 各种粗粮、整粒豆、坚果、油炸油腻食品 · 刺激胃肠道的食品:辣椒、胡椒、咖喱等 · 含纤维素的食物:叶子蔬菜、苹果 · 带籽的水果和食物:西瓜、葡萄、火龙果、猕猴桃 · 颜色混淆的食物:番茄、西瓜、血旺、果冻,有色饮料、奶及奶制品

（续表）

结肠镜检查前的清肠准备	清肠目的： 肠道的清洁度高，可为检查医师提高清晰视野；保证检查过程安全、顺利；缩短检查时间，减少患者痛苦；减少误诊、漏诊，提高诊断准确性。目前，口服泻药是临床上最常用、最可靠和最安全的方法之一。 清肠方式： 聚乙二醇电解质散口服后几乎不吸收、不分解、不代谢；有效锁住水分，刺激肠蠕动，冲刷灌洗肠道，引起水样腹泻以清洁肠道；内含与肠腔内环境相似的电解质成分，更接近结肠生理环境，维持清肠前、后体内水和电解质平衡；肠道清洁率高，失败率低，不良反应少，依从性高，基本满足理想肠道准备要求 （1）服用时间/方法：检查前一日晚餐后（18—19时）服2盒，当日晨起4—5时服3盒，共5盒。1盒（6袋A剂+6袋B剂）溶于750毫升温水中，每30分钟服750毫升。服用期间，来回走动，轻揉腹部，加快排泄 （2）终点：排泄5~8次后，呈无色或黄色透明水样便时服药即终止 （3）清肠后应严格禁食 聚乙二醇电解质+西甲硅油、橄榄油等，可进一步改善肠道准备，减少泡沫形成，提高可见度，或减少液体摄入量及提高右半结肠清洁度等。

诊疗

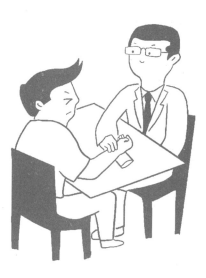

⚕ 不药而疗人之疾，上之上者也

> 与《孙子兵法》所尚"不战而屈人之
> 兵"一样，诊疗是为了使疾病痊愈，医生
> 如果能不用药就让人恢复健康，就是一件
> 最好的事情。

　　《孙子兵法》的最高要旨是"不战而屈人之兵，善之善者也"。取其精华，结合自身门诊实践的体会，我认为治疗疾病的最佳方法是：不药而疗人之疾，上之上者也。

　　孙子是中国古代著名军事家，也是世界著名的军事理论家，《孙子兵法》更是德国军校和美国西点军校的必修课程。孙子认为，战争的最高境界就是兵不血刃、不杀人而战胜敌人，不战争而让对方屈服，这是最好的。因为战争的目的要明确，不是为了战争而开战，而是为了赢得胜利。同样，治疗疾病的目的不是药物治疗，而是使疾病痊愈，患者恢复健康，如果能不用药就让人恢复健康，就是一件最好的事情。

停药治好的病

有位朋友推荐家人来找我诊疗。患者是一位中年女性，8月1日来到我的诊室，初诊。她主要的症状是咳嗽，已经有3个月了；干咳无痰，而且吃了很多药物都没有效果。她拍过胸片，而且胸片结果正常。她找我时愁眉紧锁，不断地讲着自己咳嗽的事情，而且夜间也睡不好，大便也不通畅等。

在我看来，这应该属于咳嗽后变异性哮喘，属中医风咳的范畴。对治疗这种疾病，我还是很有把握的。于是，我佯装听她诉说，其实内心在拟订我的处方，并对剂量反复思量。考虑到肺与大肠相表里，通便加上宣肺，可以更好地治疗；再根据患者急躁易怒的性情，加一些疏肝理气的药物。

随后我常规性地询问了她身体的其他症状：是否有单位体检，有没有糖尿病、高血压等慢性疾病。患者说自己平时身体很好，就是3个月前在药店检测时发现有高血压，开始服用降压药，已经规律服用，血压控制良好。全面了解了患者情况之后，我准备鸣金收兵。然而，一个临床常见的现象忽然闪现在我的脑海中。我追问道："你吃的什么降压药？"

患者一时间想不起药名，站在一旁的家属补充道："是什么普利来普。"这个药名就像一道闪电划过我的脑海——在普利类降压药的说明书里，写着临床常见的不良反应：干咳是普利类降压药常见的不良反应。

想到这一点，我们再推算患者开始吃药的时间，也正好是3个月前。

临床上医生也会有这样的思路大转弯，就像开着越野车，行驶在崎岖的山路上。

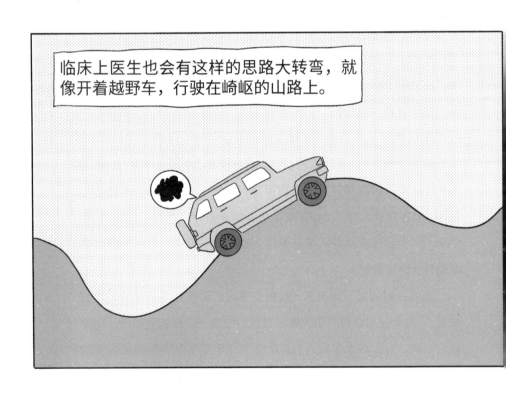

临床上医生也会有这样思路大转弯的时刻，就像开着越野车，行驶在崎岖的山路上，豁然开朗。车到山前必有路，而有时候，这些路是要我们探索和思考的。

我继续追问："什么时候诊断为高血压的，是否做了24小时动态血压监测，是否重复测量过多次？"患者一脸不屑地回答道："没有做诊断，就是我在药店里，柜台的人给我测了血压140/100，说我血压高，于是开了这种药。"大妈一边说，一边嘀咕："我平时血压不高啊。"

我已经知道问题出在哪里了，告诉她疾病诊断需要一个过程，对高血压，不能通过测量一次血压就断定病症，同时，也可以首先采用非药物疗法。

于是，我开出了我的诊疗方案：

第一，停用普利类降压药，监测血压，每天3次，画一张图，一周后传给我看。

第二，根据舌脉的状态，还是有肝郁脾虚湿困的状态，给予汤药5剂口服。

第三，调节心情，增加锻炼，规律饮食。

患者的复诊日是一周后，8月9日。血压情况如下图：

　　根据她的血压情况，我觉得她没有必要服用降压药，于是邮件回复她：停用所有药物，清淡低盐低脂饮食即可。一个月后再测一次，结果给我。

　　一个月后，9月5日。情况如下：

　　最近的情况，咳嗽已经完全消失，诸症平复，而且9月5日血压情况如下图：

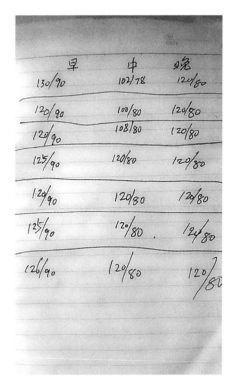

早	中	晚
130/90	102/78	120/80
120/90	100/80	120/80
120/90	108/80	120/80
125/90	120/80	120/80
120/90	120/80	120/80
125/90	120/80	124/80
126/90	120/80	120/80

患者很高兴，我也很高兴。通过逐步停药，治好了咳嗽和高血压两种缠人的疾病，这出乎我们的意料。

其实，人体自我调节的功能很强大，希望大家有症状的时候，先观察一下，不要急着针对某一些症状使用药物。药物都是有偏性的，有的甚至有不良反应。我记得有一个小小说，讲的是一个患者为了追求所有症状消失，从一种普通药开始，逐渐用到了更高级的药物，用后一种药物治疗前一种药的不良反应，最终躺在 ICU 里时他才想起来，自己皮肤痒仅仅是因为被蚊子咬了个包。还有一则消息，当以色列的医生们因为工资降低而罢工的时候，医院里患者的病

2
诊疗 —

死率下降了 10%。

诊疗不等于吃药。当你的身体出现不适，很可能只是身体的一个调节，请咨询你的医生，进行分析评估，不要自作主张，贸然使用药物。很多疾病，可以不用药物来治疗。

治病的困惑

有部著名小说《药物接力赛》，读后耐人寻味。故事寓意深刻，道出了现代人治病的困惑。

我在楼梯间的时候，忽然觉得左耳一阵微痒。妻子非要我去看医生，她说人们往往不够谨慎，最后造成重疾。

医生查看我的耳朵，花了大约半小时才抬起头来，告诉我："您服用6粒青霉素片，这将马上清除您左耳的细菌。"我吞下药片。两天后，痒痒没有了，我的左耳像是获得新生。

唯一影响我心情的是，腹部起了红斑，奇痒无比，让人无法忍受。我马上找一位专家。他只瞥了一眼，就跟我说："有些人不适合服青霉素，因此会有过敏反应。您别担心，服用12粒金霉素药丸，几天之后一切就会正常。"

金霉素取得预期效果：斑点消失。可是，我发现膝盖浮肿，还伴有高烧。我踉踉跄跄拖着身子去一位资深大夫那里。

"我们对这些现象并不陌生，"他安慰我，"它们往往与金霉素的疗效紧密相关。"他给了我32粒土霉素药片。奇迹发生了：高烧不见了，膝盖的浮肿也消失了。不过，我的肾脏出现致命的疼痛。

世间奴役我们的事物甚多，药物无疑是其中一样。

专家被请到我的床边，他断定，致命疼痛是服用土霉素的结果，千万不能掉以轻心，肾脏毕竟是要害部位。

于是，他让一名女护士给我打了64针金霉素，将我体内的细菌通通消灭光了。

在现代化的医院实验室里，众多检查和测试明白无误地表明，虽然在我的体内连一个活着的细菌都不存在了，但我的肌肉和神经束也遭到与细菌同样的命运。

只有大剂量氯霉素才能挽救我的小命儿。

我服下大剂量的氯霉素。

敬仰我的人们纷纷前来参加我的葬礼，许多游手好闲之徒也混杂其中。

犹太教法师在他那感人的悼词中，叙述我与疾病顽强斗争的经过，可惜还是医治无效，我不得不死于青春年少时，令人遗憾。只是到了阴间我才在无意当中知道，我左耳的痒痒是由一只蚊子的叮咬引起的。

这篇著名小说用夸张的手法讲了过度医疗的问题。很多医生都只是扫了一眼患处，就开始开药，即使是认真检查诊疗之后，也只是看到了局部，而不是全面地了解患者的诉求，也没问前因后果，只是把健康局限在了一个地方，于是越走越偏。

不药而疗人之疾

一天，门诊陆续来了 3 个便秘患者，症状都是大便干，排便不规律，并且总觉得大便没有排干净。

我仔细分析了他们的病情，对每个人都进行了健康教育。我向他们解释首先要进行行为治疗，便秘的主要原因是生活不规律、缺乏运动，而导致胃肠动力不足、津液不布。对于功能性便秘患者来说，这主要是一个身心疾病，与体质以及生活习惯有很大关系。

我给出了"药方"和治疗措施：第一，禁止进食辛辣刺激性食物，例如水煮鱼之类；第二，每晚用热水烫脚 10 分钟以上，最好请人帮忙按摩脚底 15 分钟，同时按照消化道的顺序按摩腹部 15 分钟；第三，早晨起来，首先饮用凉开水（蜂蜜水更佳）一杯，立刻奔向厕所，有没有都在厕所坐着或蹲着，养成习惯很重要；第四，坚持运动，每周 3 次为宜，每次 1 小时。

除此之外，对于那位病史 10 年的老患者，我加用了润肠通便的麻子仁丸，为他制定了 1 个月的疗程，逐渐把通便药减下来，待养成习惯后停药。其他两个患者，我都没有使用药物。

很多时候，大家都陷入了到医院治病必须开药的误区。久而久之，大家就会忽略到医院的根本目的——看病，更重要的是为了健康，不是为了吃药。这如同双方交战，残酷的军事行动让士兵和将领打起仗来常常忘记了打仗的目标，作为主帅，就要换个角度看问题，始终以大局为重。其实，用药如同打仗，是迫不得已的事情，如果能够化干戈为玉帛，携手共进，岂不美哉。中医治疗的艺术魅力，就在于寻找身体的朋友，平衡阴阳，因势利导，在身体内和谐共处，这样就会获得健康。

诊疗疾病，并非有一个症状就上一项干预措施。当前，无论是西医过度使用抗生素，还是中医过度辨证论治，都是存在的，这就需要医生有更大的格局来诊疗疾病，唯其如此才能找到疾病的根源，尤其是生活中的病因。从技巧上来讲，也需要医生在诊室里多问多思多解释，这样才能获得更多诊疗信息，也利于形成良好的医患关系。

在我的门诊，慢性病人居多，越来越多的患者需要进行健康管理，而健康管理就意味着疾病不可能完全消失，我们的目标就是医患共建，达成对疾病的妥协，以期和平共处。医生要运用专业手段，减少疾病症状的发生，控制疾病的发展，这需要医患达成共识，共同努力。

根据《孙子兵法》的最高要旨：不战而屈人之兵，善之善者也；我也在门诊中创立了我的口号：不药而疗人之疾，上之上者也。

我的目标是积极疾病管理，该用药的时候就果断用药，能不用药物的时候则尽量减少用药，或者不用药物，医患共建联盟，共同守护健康。

ᐁ 为什么是你生病？

疾病的治疗不是单靠吃药的。

医生是一个很有魅力的职业，能够见到不同的人，近距离感受他们的生活。对患者的观察，也让医生练就了处事不惊的心态、独立思考的素质、洞察人性的敏锐。然而，医生很可能在诊室里没有表现这些素质的空间和时间，但它们却是诊疗的关键。尤其是，通过观察患者的样貌、表情、体态、打扮等，倾听患者的声音、语速、语调等，以医生敏锐的直觉几分钟内就可以判断患者的职业类型、性格特点等，这都有助于医生快速找出患者的病因。因为不是每个人都会得一种病的，你生病，是有原因的。

每个人每天都一样会吃饭、一样会穿衣、一样会外出、一样会烦恼，为什么有的人生病，有的人不生病？有的人经常出现胃痛、堵胀、反酸、便秘等，有的人却很少能体验到胃痛的感觉？

按照世界卫生组织最新的定义，健康应该是身心和社会的平衡与相对的稳态。所以，疾病其实不单单是身体机能的紊乱，而和心理状态、社会环境、家庭生活、人际交往等其他因素密切相关。其实，生病是非常不容易的事情。人们常说，病来如山倒，病去如抽丝,为什么自己这么容易就得病了?实际上,人的免疫系统非常强大,形成了牢固的保护屏障,只有在我们破坏了自身免疫系统的情况下,疾病才会突破防线侵入身体。那么,哪些情况会破坏人体的免疫系统?众所周知,不规律饮食、吸烟饮酒、熬夜、长期情绪压抑等问题,会导致身心疾病,但除了这些因素,是否还有其他原因被我们忽略了呢?以我的经验来看,职业、性格也是引发疾病的重要原因。什么样的职业、性格特征容易导致疾病发生呢?先来讲几个故事。

控制欲强的"虎妈"

"我妈什么事情都管、都操心。每天我最重要的事情,就是向她汇报我干了什么,稍有怠慢,她的电话就追过来了。"给周爱玲看完之后,她的儿子王宇补充了另外这个信息。类似的事情在门诊并不罕见,患者就诊是因为反酸、嗳气等,尤其打嗝声音特别响。这个巨响的嗳气,似乎是要把患者内心的压抑和怨气全部发泄出来。

控制欲比较强的患者,神经内分泌和交感神经会异常兴奋,也就是中医所说的"肝郁化火"的状态,进而形成对脾胃的抑制,肝火犯胃,导致胃口不佳,胃气上逆,形成嗳气和胃食管反流。

帮子女带娃的老人

自从程晨有了孩子以后,程晨的母亲全身心地投入到给程晨带娃的工作中。可以说,她是一位为家庭倾其一生的伟大女人——伺候老公、孩子、孩子的孩子。她这一辈子,操心了这个操心那个,唯

控制欲强的
"虎妈"

帮子女带娃
的老人

宅在家里的
全职妈妈

靠技术吃饭的
"IT男"

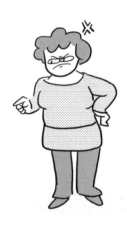
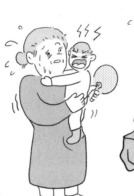
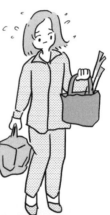
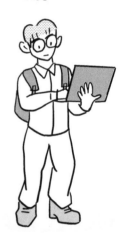

独忘了自己，家里家外每天忙得团团转，没有时间和其他人打交道。但是健康不仅仅指身体健康，还有心理与社会交往的平衡，缺失了和社会交往的过程，自然会失去平衡的基石。对于中医来说，她的这种状态就是阴阳不平衡，容易内心想不开，无处倾诉，形成气郁，这样脾虚气滞时间一长，胃肠动力不足，就会形成消化不良和慢性胃炎的病症。

宅在家里的全职妈妈

为了更好地照顾两个孩子，梁成琳毅然辞去了自己的工作，成为全职妈妈，把自己所有的爱和时间都给了孩子们。一开始，一切都还是挺好的，但是时间一长，梁成琳的心态发生了变化，她觉得整个世界都欠她的，其他人都在和她作对，因而她的脾气也越来越差，最终和爱人以离婚收场。她总觉得自己付出更多，总是拿辞职说事儿，内心变得越发敏感。其实在我看来，其间最主要的原因是，辞职后她的交际面越来越窄，总在家庭这一亩三分地里打转，与外面的世界逐渐脱节，不是这个世界变了，而是她自己的世界变了。这就好比一个人说他和某人不和，那可能是对方的原因；但如果他谁都瞧不上，就应该是他自己的问题了。

据我观察，全职妈妈大部分有肝阴不足的状况，进而出现烦躁、便秘，以及腹胀和消化不良等症状。这都是由于操心和思虑过多，从而心火盛，灼伤阴液导致的。

靠技术吃饭的 "IT 男"

胡昆的面容总是让人感觉他很疲惫，在我诊室里时他也总打哈欠。他很少按时睡觉，自嘲"社畜"，总给人一种谨小慎微、思虑过度的感觉。他的症状是心脾两虚的失眠、大便稀溏、腹胀和消化不良。

他是一名"IT 男"，逻辑至上，至少在自己的世界里要走得通，但医学的思维逻辑和 IT 有所不同，在诊疗中双方很难沟通清楚这种逻辑差异。第一次见胡昆，知道他是"IT 男"后，我心里就开始担心他问东问西，按照他的逻辑来规划诊疗的世界。

果然，胡昆就一个劲儿地对反流的机制进行了全方位的解读："医生您看，贲门括约肌就是挡在食管和胃之间的那道门，这个门为什么是单向的? 我的这个门为什么这么难修呢?"

"因为进出的人太多，速度太快，你吃饭不由自主就吃快了。"

"也是，那您的这个化肝煎是不是可以把这个门修好呢?"

"是的，我们用化肝煎和黄连、吴茱萸给你把门的螺丝拧紧了，但还需要你的配合。"

还好，那天的问题我还能应付得来，但有时候患者问出的问题，我都无法回答，也不知道他们为什么会有那么多想法。其实，有些问题不适宜医患之间讨论。这好比旅游出行时准备登机，我们只需要知道如何登机、如何接受安检、登机口在哪里，至于登机前安检怎么进行、飞机如何起飞等，无须我们掌握。想要多了解一些技术知识，你可以通过阅读科普读物来获得，而不是在门诊对着医生打破砂锅问到底。医学很复杂，仅靠门诊问诊是很难马上就了解清楚的，你对疾病和诊疗的认知需要一个过程。

读书不多的倔老头

贾雨欣父亲的症状是肝火上炎、肝阳上亢，出现高血压、慢性胃炎、便秘等。通过沟通后了解到，她父亲平时一副我行我素的态度，吸烟饮酒，倔强不听劝，不读书不看报不学习，那次来门诊还是被"绑架"来的。他一脸不高兴地说道："我没事，就是血压高点儿，胃有点儿萎缩，下肢静脉曲张。"

我心想，很多人都固执，但是过度固执就会打破内心平衡，使自己错误地认知疾病，还容易造成家庭失和、身体失调。

患者的生活状况、职业等并不属于医生问诊的范围，但是基于患者个体的情况和性格特征，医生可以做出更好的诊断，并进行有针对性的治疗。甚至有时候，我会跟患者说："你换个工作吧。"结果把患者逗得哈哈大笑。这个笑声中就多了一丝无奈、些许欣慰和更多的理解。假如能够不断打开自己的心界，放大视野，那么很多时候疾病自然会有所好转。

在中医治疗中，心身同治也是一个重要的方面，医生审时度势，因人而异，才能使患者彻底地接受现实，回归健康。

ᐧᑊᐧ 诊疗的方式很重要

> 让患者了解疾病的诊疗过程、疾病诊
> 疗的复杂性和颠覆性，以及医生的综合判
> 断，不是一件简单的事情。

图方便不是诊疗的目的

有些患者，尤其是在一线城市生活的人，得了病总想着自己扛一扛，或者采取线上或者电话问诊的形式，很重要的一个原因是嫌面诊麻烦，挂号、排队、化验、拍片等流程走下来，诊断结果却是个感冒，瞬间会让一些患者感觉医院就是为了挣钱：这么常见的小病，医生靠症状就应该可以判断，何须如此长的流程，花费如此之高，而且还让人跑断腿！

疾病诊疗信息的不对等和对一些专业知识的误解，容易让患者产生偏信。最常见的还有各种媒体诱导性的宣传和广告语：某某药物治疗某病效果特别好，以致很多患者不诊断就治疗，凭借症状就吃药。要么就是找医生确认一下：我胃痛吃这个药就好了吧？

从症状到疾病再到诊断直至治疗，这四个环节环环相扣，而且

都有出错的可能。对于反映疾病本质的症状，要根据不同的时相和补充的辅助检查，才能确定是某个疾病的范畴，而确诊这个疾病，更需要综合考虑多个环节。如何应对这个局面，让疾病向着好转的方向前进？通过怎样的药物治疗，才能使患者康复？其中，每个环节都不能百分之百地明确得到结论，即使是最简单的小病，医生也有拿不准的时候，更何况仅从症状就断定疾病从而开始治疗呢？

疾病的诊断和治疗是一个复杂的过程，任何人为地想使其简单化的尝试都是徒劳的。我们想一想就可以明白，感冒是一种常见疾病，根据发热、流涕、头痛、头晕、咳嗽等症状，医生基本可以判断是这个疾病；但是，患者只要出现了这些症状，就一定是感冒吗？仅发热这一个症状，就可能是由多种疾病导致的，而且出现了咳嗽，这时医生就要判断：患者是否得了肺炎呢？

胃部的疾病也是这样，根据病程的长短，是否有胃痛、泛酸、烧心的症状；大便的颜色、性状又是什么样的……不同的组合，医生会有不同疾病的判断。而且，根据程度不同，医生采取的诊疗措施也不同。在中医诊疗看来，舌象还可以通过数码相机实现，而很重要的脉诊是无论如何实现不了的。望闻问切，四诊合参，仅通过电话和网络问诊，至少会缺少50%的信息，打折的问诊和望诊，以及缺失的脉诊，势必使医生在做诊疗判断上缺少很多依据。

诊疗简单化是医患双方共同追求的目标，但是主观的一厢情愿，因为客观现实的复杂性而无法实现。所以，诊疗以当面诊疗为最佳，医患双方在充分沟通交流的基础上，结合辅助检查，才能让诊断和治疗准确的概率提高一些，最终达到更好的诊疗效果。

线上诊疗攻略

张女士的母亲希望通过电话诊病。尽量为患者提供方便，是我辈医生应尽的职责。于是，通过这个长途电话，我们交流了信息。最后通过网上补充的图片信息，我给出了诊疗方案。对于这个医患交流事件，我想说的是，当面诊疗是最佳的，不见面而利用现代通信手段的诊疗需要慎重和综合考虑。

我经常在"好大夫"网站上远程诊疗患者，并以多种方式帮助患者，让患者获益。从多年的经验来看，如果采用线上以及电话咨询诊疗，需要做到以下几点：

第一，建议最好是复诊时使用网络平台，或者视频电话手段。复诊是面诊后的反馈，医生需要的患者信息对接会少一些，医患间总体信息碰撞效果还不错。

第二，建议使用"好大夫"等成熟的专业平台，提前做好复诊准备。比如，我在"好大夫"平台，对于初诊在外地的患者，我会详细询问病情，并将病历记录上传到好大夫 App 或者公众号服务平台，这样，如果网络复诊，我就可以看到第一次的就诊记录。就算面诊的患者把病历本弄丢了或忘带了，相关信息在平台上也可以看到。还有有的疾病需要 1~2 年后随访，医生借助平台也可以看到之前的记录，利于疾病的管理。

第三，准确描述病情，并尽量将理化检查以及客观检查的结果拍照上传，这样有利于医生在诊疗过程中形成清晰的思路。

第四，除了义诊，不要选用免费的诊疗。付费表示尊重，并且可以引起双方的重视，这才可能是一个有效的咨询，更可能有可行的建议。建议通过收费平台和医生保持联系，这样才是性价比最高的。

第五，除了用药，还要认真听取医生的劝告。用药是最后一步，医生会告诉你生活中的注意事项，这些才是根本痊愈的关键。

诊疗如断案：一个线上问诊＋面诊的案例

张紫约了我的电话咨询，她在"好大夫"平台上上传了几次胃镜的结果，并且密密麻麻详细记录了她就诊的心路历程。

"李大夫，快救救我，我马上就要得胃癌了。"

我听着电话那头的她说话的声音都带着哭腔。

我说："张紫，别担心，你这么年轻，从胃镜结果来看，你得的不是胃癌。"

"所以我赶紧找您，你看，我现在是胃癌前病变了，不久后不就是胃癌了吗？"

我一本正经地说："你这个叫胃癌前病变，是会变成胃癌的。"我说完了故意停了停。

"啊，"感觉张紫那边一下子屏住了呼吸，"那怎么办，那怎么办？"

我赶紧跟她说："大概80年之后就变成胃癌了。"

"大夫你怎么大喘气呀！"张紫似喜似嗔。

我说："这样你才印象深刻。"

"大夫你写的故事，我看过了，我觉得你说的有道理，可我还是放不下，我能找您面诊吗？"

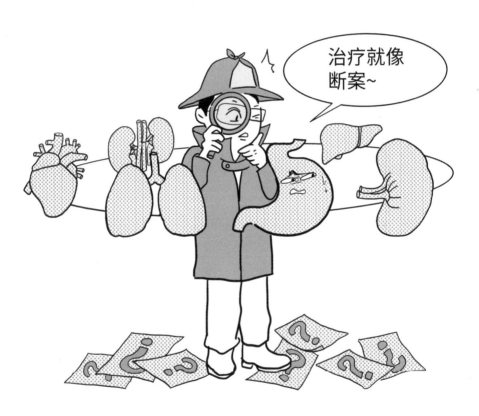

我说:"必须可以呀,面诊才是最好的,你来吧。"

2小时之后,张紫就坐到了我的诊桌前。

她面容姣好,瘦瘦小小的,给我的感觉是公司白领。我扫了一眼她的年龄,才34岁。

"张紫,你执行力可真好,效率真高,你的老板一定很赏识你,或者你就是老板吧。"我说。

"谢谢李大夫!其实,你的《胃靠养肠靠清》1、2以及《调好肠胃百病消》我已经看过了,'好大夫'上的视频和语音科普我也看了听了,我还把它推荐给了别人,之前同事查出有肠化,我还拿你的话来宽慰他,说,没关系的,就是'一部分退休'。"

哈哈,我和她会心地笑了起来。

小贴士 🧰

　　美少妇阿香的胃镜报告显示是萎缩性胃炎，她忧心忡忡，茶不思，饭不想。"大夫，我的胃都萎缩了，东西都不消化，怎么办？"

　　我看了她的胃镜报告和病理。我问她，"你们单位多少人？"她眉头一蹙："60多个吧。"我说："今年有几个退休的？"阿香说："3个办理了退休证。"我说："阿香，那你们单位还运转吗？"阿香若有所思。

　　萎缩性胃炎就是一部分员工退休了，也许1%的比例都达不到，根本不影响整个胃肠的消化吸收。"糜烂"是一小部分员工请假了，"溃疡"是几个员工辞职调离了，这些都不会影响公司的运转。那一点萎缩，也不会对胃肠功能造成困扰的。阿香明白了，开心地离开。

　　针对萎缩性胃炎和胃癌前病变，定期复查确实很重要，但是担忧紧张就没有必要了。

　　"是的，"张紫说，"我把阿香的故事告诉了我的同事，他也有肠化，我还劝他别担心，结果轮到我，还是不淡定了。"

　　"唉，"我笑着叹了一口气，"再给你讲个故事。"

　　"张紫，你走在路上可能会被撞到吗？"

张紫想了想："嗯，会的，谁都有可能。"

"对呀，那你想想，你上了一万次街，几次被撞到了？"

"从来没有呢。"

"是的，张紫，你看着我的眼睛，我问你：只要是你上街，你就有被撞的可能，对不对？"

张紫眨眨眼："嗯，有道理。"

我笑了："这不得了。只要你是胃癌前病变，就有胃癌的风险。

"从胃癌前病变到胃癌，这个概率，就和你上街被车撞的概率一样。

"如果说，总是听说这里发生车祸，那里发生车祸，总是担心，那张紫，你就永远别上街，就没有风险啦。

"同理，只要吃饭，就有被噎住、噎死的可能，吃了米饭馒头之类的食物，都有导致胃炎胃癌的风险，咱们以后就别吃饭啦。你看行不？"

张紫也笑了："大夫你真幽默呀。"

我一脸正经："我说的是事实，只是换了种说法。别担心了。"

人走在街上都有被车撞的可能，开车在高速路上发生车祸的风险要更高。但是就绝对数来说，在高速路上也基本是安全的。风险处处都有，都有可能致命，就看你如何应对了。

慢性胃炎就是你在大街上遛弯儿，萎缩性胃炎就是你在过马路，胃癌前病变就是你开车上高速了。而熬夜、不规律饮食、吸烟饮酒就是你不遵守交通规则，随便闯红灯和变道。这些行为都有可能致命，但概率不一样。也许有人总闯红灯，但都没有遇到交通事故，然而发生交通事故的，往往是闯红灯的。

人生就是概率，好好珍惜。

"大夫我还有疑虑。你看，我 2016 年的胃镜显示是慢性胃炎伴糜烂，病理显示没有肠化，2017 年就显示轻度肠化，这不刚做的胃镜显示糜烂，中度肠化，你看我是不是越来越严重了呢？"

张紫又开始皱眉啦。

我打开了她带来的所有检查材料。

"张紫，你爱看电影吗？"

"嗯，很喜欢，那种吊人胃口，尤其是布局后不停反转的剧情电影超级刺激。"

"好的，张紫，我给你演部电影——一个好消息，一个坏消息。你先听哪一个？"

张紫毫不犹豫地说："我先听坏消息，我想要美好的结局。"

我朝她笑笑。

"我们来看第一张 2016 年的胃镜，以及病理。病理显示没有肠化。"

"对啊。"张紫点点头。

"病理显示没有，不代表真的没有。这是一个坏消息。还是给你讲个故事。上次来我这里就诊的一位大妈，第三次复查的病理，结果有了肠化和上皮内瘤变，于是她就有些顾虑：'你看我本来在你们医院吃药吃得肠化消失了，可是后来在某医院越治越差，为什么？'我给她对比了这家著名医院的病理报告，告诉她：'您这次的肠化出现在胃窦后壁，和第一次类似。也就是说，小偷偷了东西，人赃俱在，可以判刑。如果小偷确实偷了东西，但是没有依据，也许你会

认为他没偷。'

"明白了吗，也许你第一次就已经肠化了，但是没有被发现。"

"李大夫，诊疗疾病像是在断案呀。"张紫感叹。

"是的，诊疗如断案。当我们看到病理报告的肠化异型增生，就相当于人赃俱获，有确凿证据诊断胃癌前病变。但如果没有，并不能完全否认。小偷偷了东西，我们如果没有得到赃物，也许他还在逍遥法外，肠化异型增生也许已经有了，但是我们没有发现，就会有一定的漏诊。但不要担忧，法网恢恢，疏而不漏，不断地捕捉迹象与信号，仔细详审，就可以为健康护航。

"也就是说，我们多做几次胃镜，才能让真相浮出水面，一开始也许就是真相，但明确需要多做几次。"

"嗯，李大夫，我明白了，那这个是坏消息，也许我的疾病，糟糕，已经很早就有啦。"

"是的，你理解得没错，但是别担心，张紫，根据你的整体分析，以及肠化出现的位置，你看——"

我拿起胃镜来："这个肠化显示在胃窦，而胃镜描述呢，也写着在胃窦糜烂地方取的病理活检。

"从消化病理专业角度来说，糜烂的肠化可能是假象。

"也许，我说也许，经过一段时间的治疗，你的肠化可以消失。"

"哇，真能实现呀，李大夫你太神了！"

我连忙摆手："不是的，张紫，如果真的没了，就说明你的胃镜取的病理出现肠化是假象，是你原本就好，不是我让你变好的。我确实可能让你的肠化消失。但你还不一定是真的肠化我要客观地告诉你，不能把这个功劳完全归到我身上，你自己的努力也很重要。就像一开始给你讲的退休的故事，退休的人还回来工作吗？"

"那我明白了，那糜烂出现的肠化，就是假退休，或者返聘了。"

"哈哈，张紫，你反应真快。所以，不担心了吧。"

"谢谢李大夫，你的故事和电影，让我彻底明白了，我的纠结虽然还有，但是已经找到了方向。"

"另外，胃窦部出现的病变都是最轻的，因为它在最下面，是食物经过最多的地方，如果是胃体和胃角，相对严重一点点，但都不算最高级。别担心，按目前国际内镜分类，您的胃镜也是 C1，同样是范围最小的一个，可以轻松面对。张紫，半年后复查一次胃镜和病理，咱们就知道故事的结局了。我想应该是一个 happy ending（好结果）。在此期间，可以积极治疗一段时间。"

"好的李大夫，那我是不是要吃四君子汤？"

"看了《胃靠养肠靠清》的第一部，看得不错呀。"我说，"那只是一个基本的方剂，我要根据你当前的症状，选用四君子汤和半夏泻心汤一起给你治疗。"

"四君子汤是健脾益气的，这个半夏泻心汤是干什么的？"张紫又问。

"慢性胃炎，不论是否萎缩，一般很少是纯寒纯热的，往往是因为脾胃推动不力，寒热错杂在心下，形成心下也就是胃脘部的堵胀、嘈杂等，由于脾胃气虚，那么，阴阳寒热不能运转，所以，往往需要辛开苦降，寒热平调。"

医生的诊疗，只有根据现病史（当前最难受的）、既往病史（以前得过什么病），以及父母的情况，还有平时的饮食、生活习惯、各种检查，才能大致确定。整个过程也是一个取证和分析断案的过程，需要反复沟通确认，既不能先入为主，也不能擅自揣测，还需要敏锐的洞察力和综合分析能力，要时刻保持警醒。

有时候患者还会因为一些信息、害怕和顾虑，担忧不确定的事情。经过医生一步步的分析，也有可能发生多重反转，会有好消息和坏消息。然而，不变的是我们需要不断探索，接近真相，寻找解决问题的办法。

了解如断案的诊疗，我们可以给患者传递医学的复杂和诊疗的不易，诊断过程也是一个动态的过程，需要我们随时观察，也需要患者的耐心，只有双方共同努力，才能找出真相和解决的方法。

整个过程需要医患共同配合的智慧。其中，医生是主体的诊疗和分析，引领患者正确描述病情，患者需要配合。我们请患者了解诊疗的复杂、不确定性，以及一步一步分析的过程，也能让医患沟通更顺畅，给医生思考和决策的时间，这样才能更准确地治疗疾病。

⚕ "名医"男主角的道具——没有疗效的处方

> 有时，医生需要做一个配合患者或者
> 患者家属的好演员。

XXX 医院处方

炙黄芪［50g］　当归［15g］　桂枝［10g］

太子参［15g］　茯苓［15g］　白芍［15g］

炒白术［15g］　白花蛇舌草［15g］

半枝莲［15g］　露蜂房［15g］　莲子肉［10g］

陈皮［10g］　鸡内金［10g］　炙甘草［10g］

这是我开给一位胃癌中晚期患者的药方，处方选取了我国著名中医药消化内科院士精心总结的药物，并根据具体情况进行了增减。该方以黄芪建中汤和四君子汤为主，包含了当归补血汤以及八珍汤，可以健脾养胃，补益气血，从调节免疫和胃肠功能入手，增强血液的新陈代谢。根据药理研究，白花蛇舌草和半枝莲具有抑制癌细胞扩散、抗癌的功效，可以帮助抑制胃癌的发展，莲子肉、鸡内金、陈皮、甘草等是缓和的开胃良药，有它们才能保证药物的吸收。

可惜的是，患者的癌细胞已经扩散。中医认为，这种状态是"神不使"，就是机体的新陈代谢已经衰退到一定程度了，药物的力量发挥效能也很困难。但我还是开出了这张药方，因为医生有时需要做一个好导演和好演员，而药方是剧中最重要的道具。

"名医"被要求演戏

因为治好了潘大妈女儿的无名腹痛，从此我的医术声名远播，以至潘大妈村子里的每家每户都晓得我的名字，几乎半个村子的人都来过我的诊室。这天，好张罗的潘大妈的手机号码再次在我的手机来电中显示……

"李大夫，好久不见，近来可好？"

下午查房刚结束，我正坐在学术报告厅，听着肿瘤医院的张主任讲解消化道肿瘤诊疗的最新进展，忽然就被这个电话插进来了。

"正在开会，潘大妈您有啥事儿？"

"我都不忍心打扰你，李大夫，可是实在没有办法啊！无事不登三宝殿。"

"好的，您着急就简短地说。"我压低声音，扫了一眼正在放映的幻灯片——胃癌的中西医诊疗。

"对不起李大夫，我妹妹得胃癌啦，已经切除了，但是好像癌细胞还有转移，想找你看看病，用中药能不能治疗一下。"

"过来找我先看一下吧。"

"李大夫，特别强调一下，她还不知道病情，你别跟她说漏了。明天我带她儿子先去找你看看，行吗？"

"好的，你又要做导演了，同时兼任男主角，我也一定再次做好另一个男主角。"

"麻烦你了，我们村近两年不知为啥，总有癌症发病，风水不对……"

"潘大妈，明天来之前电话我……"

趁着病房和门诊的间隙，我再次和潘大妈见面了。她带着一个小伙子，坐在我的办公桌前。我看了一下表，距离下午出门诊时间还有 15 分钟。

"最近我们村不知道怎么了，总是有人患胃癌，李大夫你觉得这是咋回事儿？"潘大妈不解地问道。

"这个不奇怪，依据国家卫健委于 2011 年 2 月 16 日发布的《胃癌诊疗规范（2011 年版）》，胃癌是我国最常见的恶性肿瘤之一，《2010 年中国卫生统计年鉴》显示，2005 年，我国胃癌死亡率占恶性肿瘤死亡率的第 3 位。所以，不仅是您村儿里，全国都是高发。"我回答道。

"那这些人咋就得上了这个病呢？"潘大妈接着问。

"胃癌的发生非常复杂，人不是一朝一夕就会得上胃癌的，咱们国家胃癌发病率存在明显地区差异，有的地方就会高发，比如您在的河南，环境因素在胃癌的发生中居支配地位，也就是一方水土养一方人，一方地域产生一定的疾病。具体说来，病和水质，以及生活习惯息息相关。

"有研究显示，幽门螺旋杆菌（Helicobacterpylori, H.pylori）感染、饮食、吸烟及患者的遗传易感性是影响胃癌发生的重要因素。

"患者的胃镜和病理显示是肠上皮化生，是胃癌前病变，凡是胃癌前病变的病因的，就是胃癌的病因，只是程度不同。凡是慢性萎缩性胃炎，胃癌前病变的病因的，都是胃癌的病因，胃癌就是从胃癌前病变一步一步走过来的。"我解释说。

"您妹妹的胃癌是怎么发现的?"我问道。

潘大妈："小伟，你给李大夫讲讲你母亲的情况。"

小伙子拘谨地坐在我的面前："俺娘一开始也没啥症状，就是觉得肚子胀，不想吃饭。后来有点肚子疼，觉得就是受凉了，吃了不少偏方，可是总不好，我们让她去看病，她也总说没事儿，一直忍着。后来，家里人感觉她面色不好看，越来越瘦，3个月前，有一次，她忽然呕吐，带血。俺娘有些害怕，于是我就带着她到县城看病了。"

"县城做了什么检查?"我紧接着提问。

"先是做了一个胃镜，大夫把我拉到一边，说情况不好，还是尽快到省城去看吧。我有些蒙了，和我大姨（潘大妈）商量，大姨说咱们还是去找李大夫，但是李大夫也肯定要我们做检查，于是，我们干脆就去了北京最大的肿瘤医院做个胃镜，还取了一块儿肉送去化验了。"

嗯，我点点头，内心对潘大妈的处理方案竖起了大拇指，明确诊断是当务之急。

"给我看一下胃镜和病理报告。这是诊断胃癌最重要的手段。"我提出要求。

"胃镜和病理做过了，但是没有留存，主要在肿瘤医院住了一段时间的院，已经被收走了。还切除了大部分的胃。"小伟回答。

"那我看一下出院记录。"出院记录写得非常清楚，幽门癌，印戒细胞癌，胃大部切除术，腹腔转移。

"您母亲的病情诊断已经非常明确了，对于胃癌的诊断，你们做过的胃镜是最好的诊断方式。胃镜可以确定肿瘤的位置，获得组织标本以进行病理检查。您母亲的病变主要在上端，所以进行了胃近端的切除。"我说。

"俺娘的胃癌为啥还切除了一部分食管？"

"那是因为贲门在胃的上部，您母亲的病变主要是在上端。"

"俺娘在做手术之前做了两次胃镜。"

"是的，第二次是超声胃镜检查：有助于评价胃癌浸润深度、判断胃周淋巴结转移状况，推荐用于胃癌的术前分期。有些要进行内镜下黏膜切除（EMR）、内镜下黏膜下层切除（ESD）等微创手术者必须进行此项检查。您母亲做这个的目的是评估胃癌的浸润程度。"

"手术也做了两次，第二次才切除胃，也是要明确胃癌的情况吗？"小伟问道。

我又解释道："第一次手术是一个微创的腹腔镜：由于医生怀疑腹膜转移，所以要进行这个检查，进一步明确胃癌转移的情况。

"您母亲取出的身体组织，用于组织病理学诊断，作为胃癌的确诊和治疗依据。活检确诊为浸润性癌的患者需要进行规范化治疗。病理诊断标准根据浸润的深度不同，有不同的分类。也就是说，胃分为好多层，肿瘤从里到外生长，您母亲的已经快长到胃的外面了，根据检查结果，肿瘤医院切除了大部分的胃。其中，省城医院的取材也非常重要，他们取的组织比较多，而且取材比较深，各个层面都取到了，为病理会诊争取了更大的空间，说明他们也是很有经验的。"

"嗯，我以为还要做胃镜，结果就是用了原来的组织，少受一次痛苦。"小伟说。

对于活检送的标本，病理医生也做得非常到位，送检活检标本全部取材，并且肿瘤组织充分取材，这样诊断就明确了。病理报告显示：

病理报告

肉眼所见：

大网膜／大网膜淋巴结

第一组淋巴结 远端胃 第五组淋巴结 远端胃切除标本

大弯长 14cm 小弯长 8cm 上切缘宽 14cm 下切缘宽 4cm

距离上切缘 4.5cm 距下切缘 3cm

于胃窦小弯侧见一溃疡型肿物，大小 2.2cm×1.8cm 溃疡深 0.6cm 切面灰白实性，质硬，肉眼视深达肌层，大网膜，网膜组织 大小 17cm×12cm×4cm 表面未触及质硬结节

诊断书

病理诊断:

远端胃（切除）

胃窦小弯溃疡性低分化腺癌（Lauren 分型）：混合型，大小 2.2×1.8×0.6cm 侵犯及固有肌层外纤维脂肪组织。（pT3）14 枚淋巴结可见癌转移（第 1 组 3/8，第 2 组 1/6，第 3 组 1/1，第 4 组 6/6，第 5 组 1/2，第 8 组 1/2，第 7 组 0/1 大网膜 0/1）

胃残端及十二指肠未见肿瘤

网膜组织未见肿瘤

免疫组化结果显示：BRCA-1(+)CD44(+)Cmet(1+)……

"李大夫，这个报告我们就不懂了，这些说明了什么?" 小伟问。

"翻译成咱们老百姓的话，就是胃癌诊断基本确定，我们切除了胃癌的部分，并且对看到的淋巴结转移也做了切除，从切除的地方我们做了进一步深入的观察，对胃癌进行了分类。Lauren 是一位医学家，他最早做了这个分类的工作。" 我答道。

小贴士 🧰

　　Lauren 在 1965 年根据胃癌的组织结构和生物学行为，将胃癌分为肠型和弥漫型。肠型胃癌起源于肠化生黏膜，一般具有明显的腺管结构，癌细胞呈柱状或立方形，可见刷状缘，癌细胞分泌酸性黏液物质，类似于肠癌的结构；常伴有萎缩性胃炎和肠化生，多见于老年男性，病程较长，发病率较高，预后较好。弥漫型胃癌起源于胃固有黏膜，癌细胞分化较差，呈弥漫性生长，缺乏细胞连接，一般不形成腺管，许多低分化腺癌和印戒细胞癌属于此型；多见于年轻女性，易出现淋巴结转移和远处转移，预后较差。Lauren 分型不仅反映肿瘤的生物学行为，而且体现其病因、发病机制和流行特征。该分型的另一优点是可以利用胃镜下活检组织进行胃癌分型，指导手术治疗。Lauren 分型简明有效，常被西方国家采用。但有 10% ~ 20% 的病例兼有肠型和弥漫型的特征，难以归入其中任何一种，从而称为混合型。

　　"您母亲是混合型，但是只要有了弥漫型，预后就不好。也就是说，恶性程度比较高。"

　　"那俺娘还能活几年？"小伙子有些哽咽了。

"客观来讲，很难说清楚，有的人就几个月，有的人 1~2 年，也有生存比较久的，这和精神状态以及扩散程度有关。

"另外，目前发现的是淋巴结的扩散，不知道其他地方是否还有，但是淋巴结和血液系统相连，我推断可能已经扩散，所以应该做好思想准备。"我说道。

潘大妈和小伟都不说话了，被这个残酷的现实再次打击一遍。我知道，其实他们在肿瘤医院就已经知道得很清楚了，来我这里还是抱着一线希望。而对于胃癌的诊断，实际上已经是板上钉钉。对于医生来说，这时候也是特别无奈。这时候也会想起那句著名的话：有时治愈，总是帮助，常常安慰。

"小伟，目前结果还没有完全出来，也许其他地方还没有扩散，所以我们还有希望。"说这话的时候，我自己都觉得脸红。不过，这不是没有可能。这份安慰能够使患者建立信心，绝对是有利于治疗的。

"看一下您母亲的其他检查，包括实验室检查的：第一，血液检查：血常规、血液生化学、血清肿瘤标志物等检查。第二，尿液、粪便常规、粪隐血试验。

"肿瘤标志物是反映肿瘤存在的化学类物质。它们的存在或量变可以提示肿瘤的性质，借以了解肿瘤的组织发生、细胞分化、细胞功能，以帮助肿瘤的诊断、分类、预后判断以及治疗指导。CA199、CA7-24 以及 CEA 都明显升高，也是进一步验证消化道，尤其是胃癌的发生。这是一个验证性的结论，目前这些都已经升高了……"我的话突然被潘大妈打断了。

"我的那项好像也高，是不是也有胃癌……"潘大妈的急性子代表了很多患者的顾虑。平时门诊的时候也有围观的患者说："大夫，我跟他一样，是不是也可以吃个药？"

"怎么说呢，诊断都是一个综合判断的结果，而不是看这一项就决定了。对于肿瘤标记物，如果确实有癌症，一定会升高，但是如果反过来，就不一定了，不能说明可能有癌症。"

"那升高怎么办？"

"持续观察，定期复查就行。"

"多长时间？"

"根据具体情况，大约3个月到半年。"

我又给小伟解释了其他医学检查手段：这是CT，属于影像学检查，也叫计算机断层扫描（CT）、CT平扫及增强扫描，在评价胃癌病变范围、局部淋巴结转移和远处转移状况等方面具有重要价值，是胃癌术前分期的常规方法。在无造影剂使用禁忌症的情况下，建议在胃腔呈良好充盈状态下进行增强CT扫描。扫描部位应当包括原发部位及可能的转移部位。磁共振（MRI）检查：MRI检查是重要的影像学检查手段之一。推荐CT造影剂过敏者或其他影像学检查怀疑转移者使用。您母亲没有造影剂过敏，所以，这个CT就可以看清楚了。另外还有一些检查，包括上消化道造影、胸部X线检查、超声检查，它们都是通过各种手段来明确胃癌的性质、位置等。PET-CT检查，不推荐常规使用，但对常规影像学检查无法明确的转移性病灶可以考虑使用，缺点就是目前费用较高，做一次要7000元，所以还没有常规使用。还有骨扫描，不推荐常规使用，对怀疑有骨转移的胃癌患者可考虑骨扫描检查。目前还没有出现关节以及骨疼痛的迹象，可以先不做这个检查。

"从各个方面来看，您母亲的诊断已经很清楚了。咱们再看看诊疗方案。

"肿瘤医院采取了当前最有效的方法：切除胃癌的部位。同时，也建议采取综合治疗的原则，即根据肿瘤病理学类型及临床分期，结合患者一般状况和器官功能状态，采取多学科综合治疗（Multi Disciplinary Team, MDT）模式，有计划、合理地应用手术、化疗、放疗和 API 特异生物免疫疗法等治疗手段，达到根治或最大限度地控制肿瘤，延长患者生存期，改善生活质量的目的。

"如果是早期胃癌且无淋巴结转移证据，可根据肿瘤侵犯深度，考虑内镜下治疗或手术治疗，术后无须辅助放疗或化疗。

"如果是局部进展期胃癌或伴有淋巴结转移的早期胃癌，应当采取以手术为主的综合治疗。根据肿瘤侵犯深度及是否伴有淋巴结转移，可考虑直接进行根治性手术或术前先行辅助化疗，再考虑根治性手术。成功实施根治性手术的局部进展期胃癌，需根据术后病理分期决定辅助治疗方案（辅助化疗，必要时考虑辅助化放疗）。

"您母亲主要是这个方案，肿瘤医院还建议进行化疗和放疗，我看好像你们没有同意。"

小伟答道："这是我想和您商量的事情，我们也是听别人说，放化疗对身体的打击很大，俺娘身体一直不好，而且我们也没有那么多钱来完成这个治疗……"

说出这个话的时候，小伟很无奈，也显得很委屈。对于不能给自己母亲的病情提供金钱的帮助，小伟显得很无助。

"小伟，不必有顾虑，说出你的想法来。"我鼓励道。

"李大夫，我想知道，用中药能支持多久，能不能用中药的方法来治疗?"

"小伟,其实你问的问题,也是当前医生们讨论的热点。

"这要从医学的本源说起,医疗的目标是治疗疾病,但是达到的目的是不一样的。对于肿瘤的治疗,大体上分为两个目标:当然,首先是能根治最好,就是肿瘤长在一个固定的地方,也没有转移,我们通过手术的方式把它切掉,万事大吉。

"但目前很多不是这样的,如果转移的少,我们逐个切除,但要是到了淋巴结、入血传播,就是一个全身的扩散,那怎么办呢?"

"是的,李大夫,俺娘就是这样了。"

"这时候医生和患者就要商量,有两个选择。如果年龄较小,希望以根除为主,并且可以耐受的话,应当制订一个周密的放化疗方案,尽可能把病灶控制在最小,甚至消除,但是放化疗的副作用不小,恶心呕吐的胃肠道反应,甚至免疫力下降出现其他伤害;而如果年龄较大,希望能在有生之年享受高质量生活,不再折腾那些,可以考虑保守治疗,带瘤生存。

"当然我还没有说花费的问题,确实放化疗是一笔沉重的经济负担,你也会时常听到别人说'人财两空'的说法,这确实是常有的事情,根据现在的临床观察,经过放化疗治疗的患者不一定会延长理想值的生命,反而在最后的岁月里痛苦不堪。

"但这是一个残酷的矛盾,因为放化疗是当前延长生命的最佳可能,寄托了很多人的希望,也是医生患者最纠结的地方。"

小伟点点头,说:"大夫我明白了,您说的这两个方面是不同的抉择,我内心也在纠结,希望有人给我拿主意,我们砸锅卖铁给俺娘治疗一下,可是确实担心'人财两空'啊。"

"小伟，你的心情我都可以理解，你是长子，你要承担这一切，对于医生来说，确实给你分析得很透彻了，从肿瘤医院到我们医院，观点都是一致的。"

小伟满噙着泪水，终于忍不住了，跪下哭着说："李大夫你救了我们村儿那么多人，我们信任你，你帮我决定了吧。"

我赶紧把他扶起来："来，小伟，你听我说。中医药治疗消化道肿瘤有自己的优势，第一个方面就是如果你要放化疗，可以在放化疗期间服用辨证论治的汤药，可以有效地对抗放化疗的副作用；第二个方面，如果选择保守治疗，中医药是重要的姑息治疗方法，在扶助正气、提高生存质量以及抑制肿瘤生长方面，具有重要的临床价值和潜力。我们医院肿瘤科和肿瘤医院开展了多方面的合作，在共同综合治疗消化道肿瘤方面取得了一些科研成果，收到了良好的临床效果。"

"那咱们究竟用什么方法呢?"小伟问道。

"小伟，我确实没法替你作决定，我只能告诉你，说句不好听的话，如果是我的家人，甚至是我自己出现您母亲这个局面的话，我可能不会选择放化疗，因为人生就是一场体验，最后的几年都处于痛苦的治疗中，还不如不治疗，享受一些人间的温情和美好的旅行。但怎么决定你和本人要拿主意。"

小伟点点头："谢谢大夫的分享和建议，我也想让俺娘过得舒服一些。"

我点点头，对他说："别伤心，现在还没有太明确，如果确定是转移了，对于复发/转移性胃癌也应当采取以药物治疗为主的综合治疗手段，在恰当的时机给予姑息性手术、放射治疗、介入治疗、射频治疗等局部治疗，同时也应当积极给予止痛、支架置入、营养支持等最佳支持治疗。我们也可以开个汤药综合治疗。"

诊疗和演戏都是为了"希望"

小伟擦干眼泪，和潘大妈商量了一下，决定下一步采取保守治疗的方案。我们探讨了进一步的计划。

"李大夫，这次我又要当导演了，咱们已经成功地演出了很多场。"说到这里，小伟也轻轻一笑。

"嗯，当面诊疗是最重要的，所以，我们要带他妈来门诊。我这个妹妹想法特多，本来这次在肿瘤医院给她做手术就已经够她猜疑一阵子了。"潘大妈说。

我也很好奇这一点："在肿瘤医院做手术，基本患者都知道情况，你们用了什么方法瞒天过海？"

"因为北京的医院人满为患，我们就说其他医院没有床位，连哄带骗告诉她是严重的胃溃疡，所以要做个手术。"潘大妈说。

"这个编剧还是可以的，那下一步我就继续听从导演的安排吧。想要天衣无缝，还需要在细节方面多做准备。"我说。

"真是感谢李大夫，俺娘就拜托您啦。"小伟说。

送走他们后，我不禁有些纠结，隐瞒病情究竟是好还是不好？尽管这是个善意的谎言，而且国人确实畏癌如虎，知道真相后的精神崩溃很可能让接下来的治疗没有意义，但是我们怎么能左右别人的选择呢？每个患者都有知情权。现实中，这样的男主角，我已经在不同的导演的指导下，多次出色地出演了，而且还在继续扮演……

三天后，小伟和妈妈坐在我的诊室里，小伟和我对视了一下，我轻轻地点了点头。

由于刚手术后不久，小伟妈妈面色萎黄，眉头紧皱。

"您哪里不舒服？"我一本正经地看着她的眼睛，不再和小伟有眼神交流。

"听说是胃溃疡，做了一个手术，整个人都没劲儿，胃口也不好，有反酸烧心。"小伟的妈妈答道。

"大便好不好？"

"最近偏稀，一天好几次。"

"您平时容易着急生气吗？"

"就爱生气，总憋在心里。小伟，你把我吃的药拿出来给大夫看一下。就在书包夹层第二个兜里。"

"一看您就是爱操心的，想的事情还挺多的。"

"是啊，操心的命，我到底咋回事儿啊，究竟严重不严重？"

"我给您摸摸脉，再看看您的舌头。"

舌红苔薄白，有齿痕，脉象细弱偏涩，有瘀血内阻的征象。

我又一本正经地看了看事先串通好的假胃镜报告，凝神仔细端详了一会儿，才跟她说："确实溃疡挺严重的，不过那部分已经切除了，剩下的就需要慢慢恢复了，病情不严重，幸亏您儿子带您看得早。"我继续表演。

老人家的脸色立刻缓和了。

"看您吃的药，主要是抑制胃酸和保护胃黏膜的，这是因为您刚做了手术，胃切除了一部分，功能有所下降，但应该不疼了，疼的那部分被切掉了。"

"嗯，现在主要是反酸多了。"

"从中医角度来看，您有脾虚气滞以及长期疼痛引起的血瘀，进而出现了气血不足。所以您最近开始感到疲劳，胃口差，也有反酸烧心的症状。给您开些中药吃一段时间好吗？"

"太好了。"小伟妈很高兴。

于是，我开出了文章开篇那个药方。

药方开完，一瞬间，忧郁充满我的胸膛，我感觉回天乏术。但小伟还站在远处给我抛来鼓励的目光，患者开心的微笑也感染了我，我心中勉强有些释然。开出的也许是没有疗效的处方，然而，能够给眼前这位老人带去精神慰藉，无疑会给她今后的生活带去些许阳光。也许，老人的生命已经不在乎短长，但是，医生的人文关怀和只言片语的鼓励，却特别重要。这告诉了我，告诉了医生，作为生命和健康的守护者，不能因为无效而放弃诊疗，把无助和慌张留给患者，仍然要保持积极向上的心态，用一种镇定和自信，为患者带来恢复健康的希望。

小伟和他的母亲高兴地拿着处方走了。这是一场被导演好的戏剧，上演多次，我是不变的男主角，我开出的是医生和患者家属对患者的关怀和希望。

对抗肿瘤和根治肿瘤，这是一个无效的处方，但这不是我们的目标，对于提高生存质量，并且运用中医药的独特魅力来完成带瘤生存，这是一个屡试不爽的处方。

两周后，我收到了小伟的短信：感谢李大夫，妈妈吃了您的处方药，精神多了，虽然还会反酸烧心，但是出现的频率降低了，并且胃口好了很多，走路也有力气了，我们村的人见了她都说她气色好多了。

诊疗效果评价

中医药在治疗消化道肿瘤方面，有着得天独厚的优势。现代医学临床评价，已经从注重检测指标，向患者的感受迁移了。

门诊总是见到患者拿出一张纸来，"大夫，我怕忘了，写下来，我看看这几个问题"。写的纸条也有长有短。简单的就是列举条目，还有写在病历本上的，复杂地讲述着求医的过程，更精致的，还有画的图表，并且编辑得纲举目张，然后打印出来。由此，我们可以看得出来，临床诊疗的实际需求，需要患者的积极参与。

在实际临床中，医生和患者关注的方向不同：医生关注患者症状的同时，更重视客观指标的状况；而患者更关心自身症状的改善。这在临床实际中，有时候是统一的，有时候是分离的。症状和实际病情不一定平行，这是一个现实的矛盾。

对于医学科学的发展来说，临床疗效的评价，是一个关键问题，也是新药研发和卫生健康事业重点关注的地方。随着医学科学的发展，从生活质量的关注，到患者报告的结局指标（Patient Report Outcome，PRO）量表的研发，更多的医学科学家把关注的目光投向了患者的感受，而疗效评价的主要指标也在向患者的感受倾斜，如何评价干预措施的有效性，需要综合医生患者两个方面的评价指标。同时，从当前的研究可以看出，重视患者的价值取向，可以更全面地评价临床疗效。然而，完全凭借患者评价，不免以偏概全。综合医生患者共同评价，来建立临床疗效评价体系，可能会有助于全面客观的评价疗效。医患两个方面的评价，是否可以作为更好的疗效评价标准，是一个需要研究的问题。

根据这个在门诊中观察到的情况，我申请了国家自然基金的课题，题目是《中西医合作医患共建式循证病历研究》。循证医学的思维和理念引领了当前世界医学潮流，其三要素包括医生的经验、当前最佳诊疗措施以及患者的价值取向，这三方面缺一不可，同样重要。在诊疗中如何体现患者的价值取向，也是我们医生需要思考的问题。诊疗的记录，以医生所记录的为导向，从客观专业的角度入手，同时需要更多关注患者的感受。

由于每个人的情况有所不同，我们应该综合评估干预措施的效果，让患者全身更健康、更舒服，这才是医生首先要做到的。

患者自己写的五花八门，而这种随意，正是科学研究所需要的真实原始记录。本研究努力的目标，是做好医患互动式病历，运用循证理念，从多个角度来关注患者健康。

叙事医学的兴起：2000年，哥伦比亚大学医生丽塔·卡蓉（Rita Charon）首先提出了"叙事医学"（Narrative medicine）这个概念。所谓叙事医学，是指具备叙事能力以及拥有对医生、患者、同事和公众高度复杂叙事情境理解力的医学实践活动。简言之，它训练医生如何见证患者的苦难，能将疾病的全貌娓娓道来。

加拿大医生和学者威廉·奥斯勒说过："行医，是一种以科学为基础的艺术。它是一种专业，而非一种交易；它是一种使命，而非一种行业；从本质来讲，是一种使命，一种社会使命，一种善良人性和友爱情感的表达。"

因此，国外医学教育逐渐重视人文性灵的培养，超过70%的医学院校开设此类课程。例如：特别注重聆听患者诉说病情；鉴赏名画以助辨认病情的微妙细节；借助角色扮演模拟生病，体验住院过夜来亲尝患者的感受等。其中一种培养能够认知、吸收、阐释"疾病故事"并能为之感动的技能——"叙事医学"也应运而生。在这方面更融合了循证医学"尊重患者价值取向"的理念，让临床医学更有人文的关怀和灵性，也在疗效评价方面体现真实世界的研究。

胃口好了，身体有力气了，这些不都是患者实际关心的吗？我开出的也许是一个在过去的评价体系中所谓无效的处方，而对于今后的临床来说，这是一份凝结着医生智慧和患者共同努力的信任与智慧。

随访

不仅是小伟，还有其他曾经在我主演的"电影"里出现的患者及家属，也在汇报病情的变化。对于胃癌患者来说，定期随访很重要，医生应当通过监测症状、体征和辅助检查等方式进行定期随访。随访的目的在于监测疾病复发或治疗相关不良反应，以及评估改善营养状态等。随访内容应当包括血液学、影像学、内镜等检查项目。

胃癌治疗随访频率为治疗后 3 年内每 3~6 个月一次，3~5 年间每 6 个月一次，5 年后每年一次。内镜检查每年一次。如果是在全胃切除术后发生大细胞性贫血者，应当补充维生素 B_{12} 和叶酸。

我在"好大夫"网站建立的随访平台，也收录了很多正在进行治疗的患者病例，这可以让患者更安心，也便于医生逐渐收集和研究诊疗方案，找到更好的应对胃癌的方法。

面对无法治愈的疾病，以及家属的嘱托，我们只能共同演好这场戏。其实，对于疾病和死亡的教育，国内目前也还是缺失的，更是诊室来不及交代的事情。有一部经典电影《金色池塘》，剧中演绎了老夫妻的温情和子女之间的关系，以及面对死亡的态度。其实更多时候，我们内心的宁静可以把顺其自然的事情传递得更好。

面对癌症和肿瘤病情，国人的态度更倾向于隐瞒，而国外更倾向于告知。实际上，针对当前的一些癌症或者肿瘤，并不是束手无策的：我们有外科，有靶向治疗，有放化疗，中医药也有多种手段，这几种诊疗方法可以达到不同的目的，如果形成组合拳的话，可以应对肿瘤治疗的各个方面。例如，手术可以切除病灶，放化疗可以缩小病灶，而中医药和协调免疫可以让生活质量提高。所以，我们已经完全不用害怕肿瘤了。

说到底，肿瘤或癌症，其中更多的是我们对死亡的恐惧，以及对病情恶化的担忧。这里面可以有更多的安宁治疗。叙事医学以及美好积极的调控会起到关键的作用。话说，性格决定疾病，情绪决定健康，在内心的信仰和安宁上，我们完全可以做得更好。

上面这些都是在诊室无法传递的内容，也更需要医生的气场和导演的力量。当然，经过这个导演的过程，我们医生也会伤津耗气，在诊疗技术和人文关怀上操心和耗费精力。然而，对于整个疾病的恢复，还有灵魂的解脱，我们的职责和担当会让疾病的应对有了积极的能量，还有客观宁静的力量。

通过诊疗，和诊疗外的东西，我们医生会不自觉地接触和遍尝人间冷暖，看世态炎凉，更有一份宁静和强大的内心，可以在浮躁、焦虑和宁静之中切换。超然之外，用一份专业的执着和善良，帮助患者祛除病气和内心的阴霾，建立医患共建联盟，守护健康的正能量。

⼳ 差一点儿误诊

> 医生和患者都有惯性，摆脱惯性才能
寻找疾病的真相。

普通的主诉却暗藏玄机

哪里不舒服？消化内科门诊，绝大部分患者的主诉就是胃痛、胃胀，千篇一律，从而形成思维惯性。患者会一厢情愿地认为是胃的问题，医生也会顺着这个思路走下去。

其实不然。在诊疗过程中，医生是在利用自己的学识进行观察诊断，不断地做着选择题。患者出现了一个症状，医生会思考可能引起症状的原因有哪些，哪些是支持的，哪些是不支持的；然后继续走下去，有的推断能走到终点，有的只能走到一半，还需要继续观察和一些检查来验证。其间，先入为主的判断时常会影响我们找到真相。

例如，坐在我面前的患者说胃痛，第一，我的脑海中就会闪现引起胃痛的疾病，可能有慢性胃炎、急性胃炎、消化性溃疡、反流性食管炎、胃痉挛、消化不良、胃部肿瘤等一系列疾病。第二，要问病程。

一般来说，病程长的可能会严重，病程短的也许较轻。医学诊疗最难的就在于，医学上的判断能肯定的是很少的，很多时候都是一个综合情况的分析。医生要不断地汇总五花八门的信息，把它迅速条理化，然后做出推断；或者进一步采集信息，为了进一步的推断作出验证。第三，要问疼痛的性质、持续的时间、疼痛的特点以及规律。不同的疾病，表现出的疼痛也是不同的，往往有规律可循。简单而言，餐前痛，进餐缓解，则溃疡的可能性大，若餐后疼痛加重，则胃炎的可能性大。第四，要做个体检，进行直观的视触叩听，望闻问切。根据按压疼痛的位置，以及手感和听诊器的反应，有的能够判断大致的位置、脏器，甚至疾病。第五，要进行验证，充分利用B超、CT、胃镜、肠镜以及血液和排泄物的检测带给我们的信息。

检查是有针对性的，医生获取信息的途径，不仅仅有患者会说话的嘴，还有很多无言的表达。医生开出的检查单和化验单，是一个判断，而不是霰弹型的抓捕，这里面凝聚了医生的智慧和分析后的推断。不要以为医生随便就打印一张检查单把你支走，这里面凝聚着医生的心血和决策。

另外，作为专科医生，不仅仅要考虑本专业的疾病可能，还要考虑可能产生混淆的他科疾病。

从症状上看，胃痛可能是心肌梗死，属于心血管科；泄泻拉肚子可能是甲亢、内分泌失调，属于内分泌科；呼吸科看到的咳嗽，耳鼻喉科看到的咽炎，可能根部原因是我们消化科的反流性食管炎。这些只是常见的、有规律可循的，还有大量的庞杂的临床症状，把真正的疾病隐藏得很深很深，不断刷新着医生的误诊纪录。

所以，医生也是福尔摩斯。我记得福尔摩斯总有一位华生医生跟在身边，后来我逐渐明白了，因为医生和侦探很多时候是非常相近的，在蛛丝马迹中寻找真相，并且如拼图般逐渐地把真相还原，找到问题的根源。医生排除很多假象和容易误导的地方，拥有孙悟空般的火眼金睛。当然，要炼就火眼金睛，可是需要修炼很长时间的。此外，医生还需要敏锐的洞察力。

惯性思维的归零运动

客观地讲，误诊是正常的，得到迅速、正确的诊断更是非常幸运的。很多人动辄说是医生误诊，没有人想误诊，这跟医德还没有关系。就算是医德水平一般的医生，也不会想误诊的，治死人是非常没有道理的，没有医生想把人治死，只能说没能救活。

在追求及时迅速诊断的路上，医生付出了艰辛的努力。即便是现代仪器非常先进，对于任何一个患者，来到水平最高的医生面前，在设备最先进的医院里，诊疗仍然是从零开始。每一次归零，医生都特别疲劳，尤其是症状特别庞杂，又理不清楚头绪的时候。就像是锻炼，每一条线索都可能有价值，也有可能这条线索就走到了死胡同，只能一次又一次归零，再出发。

但是，医生非常喜欢尊重医生的患者，这一点对于每一个医生都适用。

士为知己者死，女为悦己者容，医为尊己者劳

尽管已经非常疲劳，但这位少妇还是让我眼前一亮，不是因为

她很漂亮，而是她的语言和动作带有亲和力。

她难受的地方主要有：胃脘不舒服，时有胸闷，还有背痛，3个多月了。同时肚子胀，大便3天一次，身体容易疲劳。她还没说完，我就有些不耐烦了，抢了她的话："你做的工作是坐在电脑前不动吧？"她刚表示认同，我又立刻跟她说："其实你多运动运动就好了，这些症状，都是由于不运动造成的。"

她眨眨眼："前段时间我也运动了，反而有些加重，只好停了。"

我仍然坚持我的惯性思维："就是因为你运动得少，所以刚开始运动就会觉得很难受。"

"哦。"她若有所思地点点头。

"给我把把脉吧。"我握着她的手腕，又仔细打量了她的舌头，并感触一下脉搏的跳动，准备写上胃痞病、便秘等诊断，以及脾虚气滞的中医证候诊断而收工。不过，我还是又验证性地问了几个问题，比如，一般体检项目的结果如何，有没有其他疾病的历史等。

对着电脑，我录好诊断，准备思忖方子——选用四君子还是枳术丸，忽然瞥见她似乎有些失望，于是我朝她笑笑，问："还有其他不舒服的吗？"

她顿了一下，一字一句地说："我其实觉得，胃的不舒服还不是最严重的，我还有背痛和胸闷，有时有些腰痛。"

我觉得她有些矫情，还是坚持认为是活动少引起的腰酸背痛，于是请她转过身，我在她背后按一按。

我一眼扫到的是她的胸罩，想起之前的诊疗小故事，于是提问："你觉得这些症状晚上会减轻吗？什么时候严重？"

此时，我心里想的是：如果晚上轻，而白天重，有可能是胸罩不

2

诊疗一

097

合身造成的胸闷背痛，所以，晚上不戴的时候往往好转。

她思考了一下，说："难受没有规律，活动的时候比较重，和睡觉没关系。"

这个诊疗思路被排除了，我还是回到她缺乏锻炼的思路上来，因为这样的人太多太多了。我决定还是鼓励她多运动。

转过身后，我请她坐在凳子上，正坐在她的后方，然后看着她的后背，准备去按按，忽然发现一个问题，于是问她："你觉得坐稳了吗？平时就是这样坐的吗？"

问她这句话是因为，我观察到她的肩膀一边高一边低。

她说："我觉得坐得正好啊。"这句话让我的心一下子提了起来：这说明，她已经养成了歪着坐的习惯，却没有感到任何不适。

随后我心中忽然划过一道闪电，想起了曾经关注过的临床现象，看过的一些研究报道和自己做的临床试验——一篇发表在《中国骨伤》杂志上的学术临床论文《脊柱源性便秘的治疗》。

我的神情一下子严肃起来。接着，我请她脱下衣服，暴露后背，然后仔细地触摸了一下。

我用食指、中指和无名指紧紧靠在一起，顺着脊柱，从脖子的地方一路滑下来，一直到腰部。中间走过的地方，我都用心在感触。从我的经验来看，她胸椎和腰椎连接的地方左右并不对称。我把这个感觉告诉她，她说："那可能是什么情况？"

我没有回答她，而是在仔细触诊后问道："你拍过片子吗？"她摇摇头。修改了诊断之后，我给她开了胸椎和腰椎的 X 线检查单。

这个时候，我已经有 60%~70% 的把握认为她脊柱有侧弯，而这个侧弯就是长期坐姿不正确导致的。侧弯造成的后果，就是脊柱源性的内科疾病。

大脑是人体的司令部，它掌控人体所有的器官，这些脏器通过神经来反馈信息以及接收大脑的指令。而脊柱是保护这些神经通路的骨性腔道。形成脊柱的脊骨之间有缝隙，可以让神经和血管进出。于是，通过这些神经等，大脑和内脏发生着联系。当这些间隙改变，尤其是缩小的时候，就会出现沟通不畅，引起一系列的症状。长期如此，就会在这个基础上产生各种内科症状，这些内科症状和我们平时的疾病一样，如果不从根本上解决，患者这些交通管道就像补给被切断，无论如何是无法恢复的。

从假说到确诊，多亏了她的信任

直到现在，我为她做出的分析和诊断还都是我自己的假说。假说能否成立，需要 X 线检查结果的证实。医生心理很矛盾，究竟怎样的结果才好？如果假说不成立，那么好像自己很没水平，让她白白做了一个 X 线检查；如果假说成立，治疗起来比较麻烦，可能会伴随她终身，内科症状也无法完全恢复。

就像是急诊的时候，看到一些症状，医生就会说，有可能是心肌梗死。而患者半信半疑，这时候医生就很矛盾。等待心肌酶的检测和心电图的确认，如果不是，患者可能会觉得医生夸大其词，给医生戴上要开大检查的帽子，为了黑心挣钱。如果是，医生真的不希望出现这些棘手的情况，对患者将来不利，预后不佳。

真实情况就是这样，医学诊疗就是概率，很多时候没法说准，只能做出可能性的推断。这个推断颇费心神，还要依靠多年积累的经验。所以，最佳的诊疗就是患者无条件地充分信任医生，而医生设身处地想象这份痛苦就在自己身上。医生需要为了解决问题而寻求合适的方法，并看到未来。

看到她的信任已经给了我，现在我就毫不犹豫地把这个痛苦加在了自己身上，我让她做一个 X 线检查，她也毫不犹豫地去了，没有问我原因。我也暂时没有说其他的，等她回来，我会看看这个结果，然后给她讲讲这个情况。看着她走出去的背影，我心里五味杂陈。

快到中午的时候，她回来了。面前的她还是很镇定，在等着我看完其他患者，这是一份尊重。她没有像其他患者一样，拿到检查结果，一进门，就不管不顾地问医生。这反倒让我此时很想听她插话："结果究竟如何？"

过了一会儿，她重新坐在我面前，顺便整理了一下自己的头发。我迅速拿出了 X 片，举过头顶，放在灯下仔细观察。

图片很清晰，脊柱侧弯！侧弯处就在胸椎腰椎之间。此时，我就更纠结了，为自己的判断高兴，还是应该为她的疾病诊疗苦恼？我把这个想法和盘托出。她笑笑说："李医生，你应该高兴。我慕名而来，你果然和其他医生不一样，他们听见我说这些时都很烦。"

听她说这句话，我内心一阵羞愧，其实我当时也很烦，她也应该感觉得到。

触摸患者的医生让人感到温暖

她接着说："而且你还仔细看了我，摸了我，然后才给我开出了检查单，其他医生上来就给我开检查单，我很反感。"

一边听她说，我一边出汗。

感谢你的信任，其实诊疗就应该这样，需要一个平静的环境你来我往，才能搞清楚来龙去脉，思维的惯性要不得。

每个疾病都很普通，但是放在每个不同的人身上就很特别。寻找原因，探寻根源，才能掌握疾病的实质。

我继续跟她说："其实这个疾病目前不太严重，但是如果没有发现，将来可能会越来越麻烦。医生重要的是看到疾病的本质和发展趋势，以及为你防患于未然。"

她点点头说道："我看过您的'好大夫'博客，我们现在就是医患联盟了，我怎么样配合您才能恢复或者让病情不继续发展？"

我也笑了笑："你了解得不少了，但有一点请记住，是我配合你……"

我们俩相视而笑。然后我以一种愉悦的心情，开出了诊疗方案。

1. 矫正坐姿，保持正确的姿态，对于很多年轻的患者，脊柱侧弯并不是很严重的患者，尽量能恢复最好，而这个恢复是根本的恢复，从日常生活习惯开始。具体做法，可以根据脊柱侧弯的方向，参考骨科医生的意见，进行功能锻炼。

2. 脊柱按摩及整体治疗，多做运动，对于已经侧弯超过 10 年，而且侧弯 II 度以上的，我们可以通过一定的手法来缓解症状。

3. 汤药健脾理气，舒筋活络，并适当补肾健骨。可以考虑熥药，外敷中药包进行热敷。

4. 对于侧弯严重，影响生活质量的患者，一般不会首先在消化科就诊，而是在骨科脊柱专业进行评估，手术或者保守治疗。

诊断水落石出，只有设身处地的思考和细致的观察，才能抓住疾病的根源。

诊疗是医患彼此成就的事情，一开始也许双方都是盲目的，而且双方都有思维惯性，很多地方的碰触需要双方共同努力，不断地获得信息，以及不断地分析、总结再更新。

克服惯性不是一件容易的事情，无论是克服身体上的惯性，还是克服思维上的惯性，都是不容易做到的事情。经验固然很重要，但有时候经验也会让人掉进惯性陷阱。这就需要我们拥有更加超然的思维和更大的格局，才能把握问题的关键。

医患共建联盟的优势体现在各个方面：可以让医患彼此成就，摆脱惯性束缚，体味到柳暗花明后的豁然开朗，直面疾病，共同找寻回归健康之途。

看不懂的诊断书

诊断是联系医生和患者的一条重要纽带，是双方都关注的一个焦点。不同的诊断，可能带来不同角度的思考，诊断的层次不同，也是一道选择题，这需要机缘。

诊断书

范紫馨病症：

1. 慢性胃炎

2. 幽门螺旋杆菌感染

3. 胃痛、便秘、消化不良

4. 肝郁脾虚

看到我给出的诊断，一家公司的高管范紫馨有些发蒙，问道："李大夫，我究竟得的是什么病？你看，你给我的诊断……我究竟怎么啦？能解决这些让我蒙圈的疑惑吗？"

看着她那么认真的样子，恰巧我当时有暇有兴致，就把她的病历本拿过来，用红笔做了一个分类，给她做了个关于中医和西医诊断不同类别的科普。我说道：

"其实，疾病诊断和其他科学分类一样，有不同的分类方法。

"首先是幽门螺旋杆菌感染，这是病因诊断，也就是什么原因导致了疾病。类似地，还有神经性厌食、神经性头痛，以及细菌性肺炎等。这些诊断写出来，就直接说明了病因，可以针对病因进行治疗，这样针对性更强。当然，病因也有不同的分类层次，例如反流性食管炎，这个也是病因，但就不是'感染'这样的直接原因，而是身体内部的间接原因导致的，导致这个间接原因的，还有一些直接原因，也许还没有搞清楚，没法做出这个直接原因的诊断，例如反流性食管炎也有可能是幽门螺旋杆菌感染导致的，但是没有证据（C13呼气试验的结论），没有办法给出这个结论。

"再来看后面的诊断：胃痛、便秘、消化不良，这些是症状诊断，尤其是前两个，就是一个症状，有的病因可以导致这些症状，但如果这些病因不能解释，或者没有找到病因，这时候就只能用症状诊断来笼统地表示，由于你做了呼气试验，明确了有幽门螺旋杆菌感染，所以，病因诊断也是能给出的，但不是所有人都像你这样。这个诊疗的过程就像断案，我们派出的刑警和侦探，找到了可以关联的证据和赃物，于是，我们医生作为法官，就可以断案了，也可以裁决了。但我们知道，不是所有的案子都可以结案，不是所有的情况都能判决，所以我们有时候只能退而求其次，根据症状做一个笼统的诊断，在没有找到明确病因的时候，进行症状的缓解，以此来消除痛苦，这也是很重要的。

"你看你的便秘，就不会是幽门螺旋杆菌感染导致的。根据我们当前的医学认知，幽门螺旋杆菌感染可能会导致胃部的疾病，但是，还不至于对肠道粪便形成产生影响，所以你这个便秘，用幽门螺旋杆菌感染是解释不了的，再加上你也没有做肠镜检查，还不能确定便秘的医学原因，然而，你便秘的生活原因是可以明确的。我已经跟你说过啦，你甜辣的东西吃得太多，频率太高，这些都可以导致便秘。"

紫馨点点头："李大夫你说的我都记住了，并且，我一定按你说的执行。"

我接着解释道："其实，我们生病，真正的医学原因最主要的只有一个——感染。而实际上，随着人类文明的发展，感染越来越少了，真正生病的原因，都是自己不良的生活习惯。这些生活原因和医学原因，共同造成了生病的真正原因。我们诊疗的目的是解决医学的原因，而科普的重要职责，是解决生活的原因。"

紫馨点点头："是的，李大夫，这样解释我就明白啦，感谢你给我做的科普。我还想问，从中医的角度来说，后面这个'肝郁脾虚'的诊断是什么？你总说我肝郁和心情不好，以及容易发脾气，这个和我的疾病有关系吗？我查了我的血液检测，我的肝功能还是挺正常的。"

我也点点头："这个有点儿复杂了，关键在于，中医和西医对人体的认知是不同的，从肝心脾肺肾来看，尽管中医和西医都用这样的文字表述，但所表达的含义却不同。例如，我们说'心想'，实际上，是脑在想，对吧？但大家都说，我心想，原因是汉语中的'心'不完

诊疗

2

105

全等于英语中的 heart，它不是指心脏这一脏器，而是一个包含神经系统的更大的概念，例如中医所说的'心者，君主之官'。这里的肝，也不是英语的 liver，不是检测的肝功能的肝，而是一个系统。中医诊疗胃痛、甲状腺结节、乳腺增生、子宫肌瘤，都可能是着急生气、肝气，以及肝经循行不利所导致的，因为按照经络学说，这是一个道路上不同的地点。这就好似北京的二环路，从西直门到积水潭再到德胜门，如果一个地方堵塞了，其他地方也不会太通畅。西直门车流量大，堵塞，也会导致积水潭车多，所以治疗的关键在于疏通西直门。中医所指的肝，疏通好了，胃肠也会舒畅。而现代医学诊断的脂肪肝，反而不是中医所指的肝的问题，很可能说的是中医脾虚湿困停留在了 liver 这个地方所导致的。所以，中医和西医是从不同的角度认知世界的，是从不同角度认知身体的，当然解释疾病也必然不同。

"你内心纠结，容易着急生气，在中医看来，大部分属于肝气郁滞，按照中医五行相生相克的道理，肝郁乘脾，木克土，会导致属于土的脾虚弱，出现消化不良。当然，这是中医的语言逻辑解释，如果按照现代医学也是可以解释的，那就是交感神经和副交感神经对胃肠功能的调控。当我们着急生气、紧张焦虑的时候，交感神经兴奋，就会抑制副交感神经，但是副交感神经兴奋才是胃肠的正能量，才能释放五羟色胺等递质，促进胃蛋白酶原的合成，才能促进胃肠的物理运动和化学变化，保障消化功能的运转。所以，心情对胃肠的影响，是中医和西医学科的共同认知，只是言语不同，解释的方式不同，结论却是一致和肯定的。

"肝郁脾虚，这是中医证候诊断，同时，也是一个状态的诊断，我们根据这个状态证候的诊断，来确定中医的病因病机，进行对症治疗。这时候就要按照中医的观点进行辨证论治，进行疏肝健脾理气的治疗。选用的药物和针灸方案也是一脉相承的。"

"李大夫，这个好复杂，你们医生真不容易，跟我聊了这么多，你的脑袋要运转这么多东西，真是消耗脑细胞，这也可能是您头发越来越少的原因吧。"紫馨微微一笑，而我的内心却是一阵痛。

真是戳中泪点呀，我不得不说："紫馨说得很准。"我心想，其实，这个还不是医学思考最复杂的，最难的还是中医经方的辨证，就是按照中医更自然、更纯的六经辨证，以及可能的卫气营血和三焦辨证，应该是少阳不利，治疗需要疏解少阳。这个就不跟她说了吧，我暗自挠挠头。

紫馨的问题解决了，她高兴地离开了，而新的诊断也即将开始。这是一个清零的过程：经验很重要，但是如果变成惯性，就有可能导致误诊。所以，每一位患者都是一个新的开始。

确定主要诊断和根本原因是诊疗工作重要的一环。但是不同的诊断，可能带来不同角度的思考。诊断是联系医生和患者的一个重要纽带，是双方都关注的一个焦点，但是大家往往更关注诊断本身，却还不太关注诊断的层次。而基于不同的层次，得到的是不同的疾病定位。确定诊断的层次也是一道选择题，我们要尽量选择最接近真相的层次，但是不一定能有这个机缘。所以，诊疗的层次，需要我们不断地更新和维护。

3

中医，西医

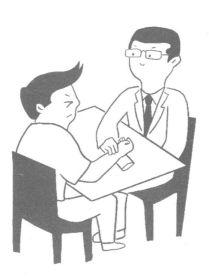

❨ 八卦的医生和听话的患者

一不瞒父母，二不瞒大夫。

这是人生的信条，也是我们讲真话的

底线。

面对医生的时候，尤其是在急诊的时候，要言简意赅地和盘托出，没有医生会笑话你，也没有人会瞧不起你。你如果不说实话，恐怕就有性命之忧。生命如此贵重，你一定要珍惜。

宫外孕的故事

小珍来急诊，她肚子痛得厉害。曹大夫看着她流下的豆大汗珠，根据她的年龄，立刻考虑到她可能是宫外孕，马上询问她是否有性生活。小珍闪过一丝疑虑，随即矢口否认。考虑到小珍 21 岁的年龄，曹大夫还是给她开了一系列的检查，包括 HCG（检测是否怀孕的金标准）。尽管我们都不愿意相信，可是事实却告诉我们，小珍确实是宫外孕。于是医生们争分夺秒地完成了手术，小珍的性命才算保住了。

事后，曹大夫有点儿不客气地质问她："你这句话，差点断送了你的命！小姑娘，你知道不知道，还跟医生玩儿捉迷藏，这太危险了。"

　　小珍水汪汪的眼睛立刻涌出了几滴眼泪。心直口快的曹大夫立刻安慰她："现在没事了，别担心，小珍，你也许有你的故事，但医生就是一个故事的守候者，对你的那些事情也关心也不关心，我们只需要知道关于健康的那部分。"

　　于是，小珍一边哭泣，一边在急诊观察室讲述了她的故事。当然，这个故事有点青涩，有点无奈，也有温馨浪漫的过程，这些让我们唏嘘。更多的是，她完成了从女孩到女人的过程，也愿意继续下去，然而没有想到，怀孕没有怀对位置。尽管双方家长还没有同意，但小珍和男友也做好了怀孕的心理准备，只是小珍的身体没有做好准备。小珍不好意思地说："没想到会和怀孕有关，还以为是痛经或者是胃肠痉挛，感谢医生。"

　　确实，病人一来，医生就怀疑年轻女子是宫外孕，这让医患双方，尤其是妙龄少女很是尴尬；但这是医生的职业操守，医生虽然要为患者保守秘密，但是也需要知道关于诊断判断的信息。宫外孕，必然是有性生活才会产生，患者否认这一点，医生就会自然地排除这个考虑，那么小珍就有极大可能失去快速诊断的机会，同时失去拯救自己生命的机会——永久失去了。

面对医生，没有隐私

　　曹大夫也跟小珍和住培医生讲述了之前她遇到的惊心动魄的事

件，这个事件直接促使她一眼就看出小珍可能是宫外孕。这件事是血的教训，也是医生宝贵的经验。

曹大夫还在实习的时候，她所在的医院就经历了一场大型医闹，由于一名年轻女性患者隐瞒病史，没有如实回答医生的提问，导致医生没有发现宫外孕，患者最终因大出血而死亡，最后医生也被迫离职，患者家属痛失亲人。之所以造成这种惨痛局面，就是因为患者一句话的隐瞒，结果不幸丧命，而医生的职业生涯也被这句话断送了。当时作为实习小大夫的曹医生，也看到了患者腹痛，并且黄豆大的汗珠从患者的脸颊上不断地滚落下来。这次小珍的情形，仿佛是昨日重现，那个患者的情形立刻在曹医生脑中如闪电般划过，最终挽救了小珍的性命。其间，问题的复杂性在于，这样的疼痛也有可能是其他疾病导致的，但是医生应该想到这种可能，患者也不能隐瞒信息。

要知道，很多时候，疾病的诊断就像医生在连续不断地做选择题，选错一个，诊断可能就走错了路，出现偏差。如果说，患者和医生一起走向健康，而横亘在健康之前的是一座叫作疾病的迷宫和大山，那么医生就是患者的领路人，但医生需要根据患者提供的信息来判断走向。每走错一步，就可能使患者掉进万劫不复的深渊。比如，腹痛的原因很多，包括胃肠痉挛、急性胃肠炎，有可能致命的急性胰腺炎、胃肠穿孔，以及死亡率很高的宫外孕，它们都是诊断的炸弹，都可能引导医患掉进无底的深渊。患者可能会想：医生能不能盼我点儿好，为什么一来就考虑我得了这些要命的病？当然，医生也不愿意患者得的是要命的疾病，但医生的职责就是要为患者排除健康炸弹，不能也不应该回避矛盾，需要从这些严重的疾病开始考虑。这些要命的疾病，明确诊断得越早，越有可能排除，诊断越早，治疗康复的概率就多几分。所以要让医生尽可能多地知道患者的信息，只有如此，医生才能为患者的健康全力以赴。

患者如果不想告诉医生自己的隐私，或者说患者不是很信任面前的医生的话，唯一的办法就是更换医生，找一个信任的医生倾诉。要知道，彼此信任才是诊疗的基石，除此以外，别无他法。

人体是个整体

周婷来找我是因为她有两方面的问题：一个是胃口不好，另一个是月经不调，同时她也有怀孕的打算。她来诊室时对我说："李医生，苗兰是我的好姐妹，她本来要做试管婴儿，后来吃你开的药怀孕了，她特别开心。你也帮帮我吧，我跟她情况一样。"

周婷所说的苗兰，是上年在我这里治疗的患者之一。

还记得那是一个周五下午的出诊，我起身送走 10 号患者后，想去趟厕所，顺便"喘口气"，就没有按自动叫号，但诊室门还是"砰"的一声被推开了，一个红衣少妇跌跌撞撞地闯了进来。一进门，她就冲我说："谢谢大夫！我怀孕啦！谢谢你让我怀孕啦！"

我不明所以地看着这张似乎熟悉又有些陌生的脸，一时不知道该怎么搭话。这时闪身进来一位男子，手持一面锦旗，上面写着"妙手回春"四个大字，还有我的名字和患者夫妇二人的姓名。我对着患者的名字想了半天，仍旧没有在脑海里搜索出对应的信息。

我只好笑道："你是 11 号？"

少妇点点头。

"那请坐。"说着，我打开病历本，方才想起来，患者苗兰，是一年前来找我看病的。翻看病历本上的初诊记录，我霎时想起了当时的情景。"你是那个进门就哭的女孩，上次是和妈妈一起来的？"

"是呀是呀，您记性真好！"

浙江女孩苗兰来北京打拼了 8 年，事业爱情双丰收，有一份稳定的工作，还嫁给了自己心仪的白马王子。

婚后，苗兰顺理成章地盼望着怀孕生宝宝，可是左等右等，左盼右盼，就是不见动静。

婆婆和妈妈都着了急，"威逼利诱"让苗兰去做试管婴儿。苗兰虽然一百个不情愿，但碍于情面，还是走上了这条艰难的路。普通人对试管婴儿的认识有一定误区，认为去做了就一定能怀孕，可实际上，很多人并不能如愿。就像苗兰，成功取了 9 个卵，做了两次，每次两个，但都没有成功，并且身体（尤其是胃口）变得越来越差。苗兰一年前来找我看病，就是希望能调理好脾胃，再用剩下的 5 个卵继续试管婴儿之旅。

我看了她前前后后的病历和各种检查结果，包括消化科的胃镜检查，妇产科的女性激素检查、阴道 B 超，以及其他各种血液检查。除了雌激素偏低一点点，其余的都在正常范围内。

面色憔悴的苗兰泪流满面地说："医生，我一点儿胃口也没有了！"

在取卵之前，要使用各种促排卵手段，给内分泌系统带来了不小的影响，对人的情绪也有一定影响，焦虑、敏感、失落，种种身体和心理压力扑面而来，苗兰感觉自己就要垮掉了。

看着她的报告，现代医学分科的弊端显露无疑——越来越细致地把人体拆成了零件。从一开始的内外分科，内科再细分出心血管、消化、肾病等科，而消化科的医生又细分为治疗食管的、治疗胃肠的、治疗胰腺的。这样的好处是，医生钻研得越来越细，能彻底搞清楚某种疾病的来龙去脉；坏处就是，钻得太深，视野就变窄了，看不到旁边的器官，更看不到各个器官之间的联系了。

在这种医疗环境下，医生更应该注重整体观念。随着行医经历的增多，我觉得，整体观念不一定是中医独有的，很多西医同行也非常注重人的整体问题。所谓"整体"，包含两个方面：

一方面，人本身是一个整体，表面上是某个部位的问题，实际上可能是另一个部位的病变引起的。例如有些患者的心下痛，实际是反流性食管炎引起的，而有些患者的长期腹泻则是甲状腺功能亢进惹的祸。看似不相干的器官，有可能在看似不相干的症状上产生关联，想要掌握疾病的真相，就要钻进去，再跳出来，全面纵横地看才行。

另一方面，人和社会也是一个整体，各种社会关系势必影响疾病的转归。就像这位患者苗兰，她与婆婆、母亲和老公的关系就影响了她所谓"不孕症"的发生发展，以及治疗效果。

我对苗兰说："女性孕育孩子，就像大地种庄稼。子宫就是土地，种子就是精子与卵子结合而成的受精卵。要想培育出小树苗，种子要优质，土地也要肥沃，还要定期施肥、灌溉。从你的检查结果看，种子没有问题，你的卵子和你老公的精子都很健康，那问题就出在土地上，您的子宫状态不够好。"

听我这么说，苗兰和她妈妈马上问，："大夫你说得太对了，但怎么才能补子宫呢？"

我笑了笑，说："要想把子宫养好，绝不是'头痛医头、脚痛医脚'那么简单。在中医看来，子宫的好坏主要由冲任二脉负责，对应的脏器主要是肾，补肾调理冲任二脉，子宫自然会好的。当然，具体就是要使用一些补肾养血的药物了。"

"大夫，吃了补肾养血的药，我就能怀上孩子了吗？"苗兰着急地问。

"别着急，"我说，"因为做试管婴儿，你打了促排卵针，导致内分泌系统急剧变化，这对你的身体造成了一定伤害，所以你会出现胃口不好的情况。每个人的身体状况不同，恢复的时间也不一样，你看起来身体底子不好，恢复得就比较慢，所以胃肠功能一直比较差。"所以看似是生殖的问题，实际上，关键在于脾胃的调养。脾胃调养好了，才能把身体底子调好。

身体底子是什么？

"大夫，人人都说我身体底子不好，那究竟什么是身体底子呢？"

"这个问题问得好。身体底子就是我们平时说的身体素质，分先天与后天两部分，先天就是父母给的基因，对应中医学中肾的功能，这个出生以后就没法改了；而后天就是营养吸收，对应中医学中脾胃的功能，这个是可以调整的。"

"那怎么才能调整好脾胃呢？"

"饭是一口一口吃的，脾胃也要一点一点调养。具体怎么做，你按照我给你出的方案来。"

苗兰面色黄，怕冷，容易疲劳，并且大便稀溏，这些都是脾虚、脾胃虚寒的表现，再加上舌淡苔白，脉沉，表明她体内阳气不足，阳气虚亏。而她阳气虚亏很可能就是促排卵时所用的激素造成的。另外，苗兰体形瘦弱，我判断她也很少进行体育锻炼。

根据这些情况，我给苗兰制订了详细的整体治疗方案。布置诊疗方案很重要，但医生在诊室里由于时间紧常常来不及说，当时我还是决定给苗兰多讲一些。

首先，放松心情，不要把生孩子当成工作计划，而是顺其自然，享受美好的性爱，尽量自然受孕。以前见过很多这样的例子，夫妇两个多年不育，最终放弃了要孩子的想法时，反而很快就怀孕了。

其次，增加锻炼，选择一项自己喜欢的体育运动，制订好运动计划，坚持锻炼。我们推荐瑜伽或太极拳、八段锦等，认真做，让运动成为习惯，在挥洒汗水的过程中不断恢复身体健康。

再次，补充营养，正常饮食必不可少，吃啥真不重要，重要的是饮食的适当和平衡，多吃炖肉，少吃油炸食品，烹调方式尽量保持食物原味，多吃些青菜沙拉，少吃些过度烹饪的菜。

最后，配合中药外敷内服。

外敷使用中医的熥药，进行腹部（消化系统和子宫及附近）热敷，能够温阳暖宫，活血止痛。这种方法不仅适用于宫寒不孕，对痛经、月经不调也有一定作用。

确定好治疗方案，我对苗兰说："整个治疗方案中，前三条是基础，一定要执行。以后每周来找我一次，至少要来3个月，根据你每次就诊的情况我们再调整你的药。"

除了药物，还有很多非药物的内容，也是至关重要的，这些诊室可能来不及说的话，有可能成为关键。

听话不一定有效，不听话就没有希望

依从性对于医生和患者都是一个要命的问题。医学治疗没有打包票的，但是疗效和是否听医生的话的相关性很高，越听话的患者疗效越好。

苗兰是一个很配合的患者，她认真执行我的整体治疗方案，每周按时来就诊。3个月后，我感觉她胖了一些，面色越来越红润，月经也恢复正常。我告诉她，可以不用吃药了。

随后的一个月，苗兰还在"好大夫"网站上继续跟我沟通，通过查看她的描述及上传的照片，我继续对她的治疗方案进行调整。

再后来，苗兰就逐渐淡出了我的视线，直到她和她老公闯进门，塞给我锦旗。看到她之前的病历，我才恍然大悟，她成功了，医患的共同努力成功了！

苗兰告诉我，经过我的身心治疗，她自然怀孕了，不仅节约了将近6万元的试管婴儿费用，还少受了不少罪。现在胎儿已经6个多月了，各项检查显示宝宝长得很好，很健康。苗兰还特意让我摸摸她的肚子，感受胎动的时刻，我内心一动，感念道：人的脾胃是复杂的，也是简单的，你认真对它，它就会认真对你。

苗兰说："谢谢你。我当时在生殖中心认识了几个好姐妹，她们都和我一样发愁。我已经把你介绍给她们了。"周婷就是其中之一。

患者知道的就是吃了李大夫的药治好了，所不知道的是，整个诊疗过程需要医患的配合。周婷只是了解了苗兰就诊的整个过程，她能完全配合我吗？于是我对她说："你了解的只是吃药治疗的情况，还有很多诊室里来不及说的话，咱们要仔细聊一下。"

"首先，每个人的情况不一样，苗兰是合作成功的患者，这样的患者很多，但是也有不成功的。医学的诊疗就是不确定性的科学和可能性的艺术。医患双方共同承担诊疗的不确定性和战胜疾病的喜悦。

"在诊室里我也不该说这么多。其实作为大夫，我的内心很分裂，我的患者很多，我会看到很多患者的状态，他们跟随我进行治疗和健康管理。当我看到苗兰的朋友圈，看到她晒娃的美好瞬间，我会替她高兴，但是当我看到没有生娃、期盼生娃的患者，在朋友圈表现出的焦虑后，我也会焦虑。我体会到那些患者还没有实现带娃的乐趣，还不能收获晒娃的乐趣，我看到他们很痛苦地表达，内心压力很大。我在想，他们在李大夫的治疗下，会不会达到解除病痛，并且怀孕生娃的目的。所以，这是咱俩一起努力的方向。"

"咱们一起努力达成目标。"周婷点点头。因为很多时候，患者对医生的依赖，会使得他们觉得这件事情很容易：我都这么信任你啦，你这么有本事，一定会帮我搞定。如果没有疗效，患者心里就会有落差。其实，医学的不确定性，让这些事很难说。大夫水平高，尽心尽力，也不一定会有好结果，只能说这样做可以使医患双方得到所希望结果的概率更大一些。如果不尽如人意的情况出现，我们也能够接受，这才是真的理解了医患共建的精髓。

"其次，我要评估你目前的状态，包括四个方面，第一是基本情况，最近饮食、睡眠、排便等一般情况，我需要了解。"

"李大夫，我这些基本都好，就是大便稍偏黏一些，其他都正常。"

"太好啦，第二个方面是月经情况，和苗兰一样的评估，'期、色、量、质'。近 3 个月的月经开始和结束时间，颜色偏深还是偏浅，月经量怎么样，有没有血块等，月经第二天的性激素水平怎么样，阴道 B 超结果怎么样。"

"我的月经量比较少，周期还可以的，性激素雌激素偏低一些。阴道 B 超显示有一些多囊改变。"

我点点头，内心沉了一下。医生非常想获得好的疗效，评估状态的时候就会列举有利因素和不利因素，随诊出现的情况或喜或悲，最终还是要找到解决的方案。

"第三是性生活情况，最主要是有没有性欲，想不想这件事，这点很重要，无论是对西医的激素状态评估，还是中医脾肾阳虚的评估，都是很重要的。

"周婷，告诉我多长时间同房一次，你有没有想法呀?"

这个问题似乎让人有点难以启齿，但是，它很重要。

周婷有点不好意思，不过前面的铺垫让她现在能够坦然地面对这个问题："医生，我们同房的次数确实比较少。我俩工作比较忙，回家都很晚，没有什么感觉，1~2 周有一次吧。"

"那你对性生活质量满意吗? 他能满足你吗? 你能达到性高潮吗?"

"嗯，我觉得一般，有时候就是匆忙完成任务，有时候我来了兴头，但是……"

我感觉到了她的尴尬，接过话茬儿："还有我之前和苗兰说过，不能把这件事当作任务，而是当作更美好的享受……"

周婷可能没有想到我会这么大尺度地"八卦"，惊愕之余还是认真地听了下去。当然，这些医生面不红心不跳传授给她的细节，会决定她的"性"福，满足她怀孕的诉求。

"还有更八卦的问题，就是第四点，你和公婆的关系怎么样？和同事的关系怎么样？"

…………

周婷点点头："谢谢大夫的八卦。我也愿意做一个听话的患者，咱们医患共建，一起努力。"在一个八卦的环境中，我和周婷完成了一次医患共建，除了吃药，关注患者的心理和社会关系会对诊疗大有裨益，因为只有患者身体、心理和社会关系达至一个和谐的状态，才有助于激素的平衡，也就是中医学中所说的"阴平阳秘，精神乃治"的状态。

苗兰的处方

1. 外敷熥药

千年健 100g，艾草 30g，桑寄生 30g，干姜 30g，三棱 15g，当归30g，莪术 15g，白芍 30g，陈皮 20g，炙甘草 10g，制成熥药包。使用前上锅蒸，开锅后 20 分钟取出，用毛巾包裹后敷于小腹部 10 分钟。每次蒸 2 包，交替使用。总共热敷 30~40 分钟。1 个月为一个疗程，可以使用 3 个疗程。

2. 内服使用中药调经的序贯疗法

在月经刚开始的第一天开始服用活血的桃红四物汤（连服 5 天），之后是滋水清肝饮（连服 7 天），然后是促卵汤（连服 3 天），最后2 周服用两固汤。这是一个疗程，可以使用 3~6 个疗程。

中医药序贯疗法一般处方

时期	月经期	月经后期	排卵期	经前期
具体时间	1～5天	6～11天	12～14天	15～28天
具体状态	泻而不藏	阴长期	阴阳交接	阳长期
治疗原则	活血养血	滋补肝肾之阴	温阳通窍	补肾健脾
主要方剂	桃红四物汤	滋水清肝饮	促卵汤	两固汤

第一阶段：月经期

处方

桃仁［10g］ 红花［10g］ 熟地［15g］ 川芎［10g］

赤芍［15g］ 当归［12g］ 柴胡［12g］ 法半夏［6g］

鬼箭羽［10g］ 益母草［10g］ 三棱［10g］ 莪术［10g］

茯苓［15g］ 枳实［12g］ 砂仁［6g］ 炙甘草［10g］

5 剂水煎服，活血疏肝，让月经量多一些。

第二阶段：月经后期

处方

熟地［15g］ 山萸肉［10g］ 山药［10g］ 丹皮［10g］

茯苓［15g］ 泽泻［10g］ 柴胡［12g］ 法半夏［6g］

当归［6g］ 白芍［12g］ 炒白术［15g］ 炙黄芪［30g］

菟丝子［15g］ 覆盆子［15g］ 陈皮［10g］ 炙甘草［10g］

7剂水煎服，滋阴疏肝养血，开始益气养血，根据月经量多少可以适度加姜炭10g，乌梅炭10g。促卵泡汤，（本方重在促卵泡发育）月经第五天开始服用。

第三阶段：排卵期

处方

柴胡［12g］ 当归［12g］ 白芍［15g］ 丹参［15g］

泽兰［10g］ 枸杞子［15g］ 熟地［12g］ 金樱子［15g］

王不留行［15g］ 香附［12g］ 茺蔚子［12g］ 仙灵脾［15g］

羌活［10g］ 陈皮［10g］ 炙甘草［10g］

从月经第11天开始每日一剂，连服6天。

不过，现在大家工作节奏快，能准时来医院的患者不多，我们还有替代方法，分为两个阶段：月经期，活血；非月经期，补肾养血。如果月经较好，没有痛经，可以考虑在非月经期服用3周，养血健脾。

总之需要根据具体情况来制订方案。

第四阶段：经前期

处方

两固汤（本方主要促使黄体生成并能使其分泌足量的黄体酮）
龟板［12g］ 丹参［15g］ 旱莲草［20g］ 川断［12g］
大云［15g］ 杞子［20g］ 菟丝子［15g］ 女贞子［10g］
巴戟天［12g］ 仙灵脾［15g］ 制附子［6g］ 肉桂［3g］
（另包冲服）痛经加重肉桂

月经第17天开始服用。至下一次月经来潮，根据具体情况调整处方。

⚕ 中医的认识论和方法论

中医的基础理论是阴阳和五行。

经常有患者问我："我好像肾虚了，是不是肾功能不好了？医生，你给我开张检查肾功能的化验单吧。"还有的患者问我："医生，我经常肝郁生气，查一个肝功转氨酶吧。"每到此时，我都会感到哭笑不得，这简直是风马牛不相及。诊室里来不及解释中医和西医的不同认知体系，但是不少患者对此产生了很多困惑，容易引起医患隔阂。以下几个故事有助于理解中医和西医间的不同认知，有利于我们管理好自己的健康。

身体、五行和一个圆

夏日炎炎，蝉鸣。北京五中的高一三班正在上语文课。这节课，李老师要给大家点评习作《我的爸爸是××》。李老师选了一部分同学的作文，然后交叉朗读，请其他同学点评，最后李老师再点评。

李雨瞳的作文题目是《我的爸爸是医生》，被读出来的时候，大家都在认真倾听。"我爸爸的工作很忙，总是很晚才到家，他帮助了很多小朋友治疗身体的疾病，我心想，要是我也生病就好啦，爸爸就能来看我啦，……"作文朗读完毕，大家七嘴八舌地议论起来："文章写得很现实"；"我爸爸也是医生，医学真是让他陶醉"；……

忽然董奕彤站起来说："老师，刚才我们上了生理卫生课，讲身体科学的鲁老师给我们讲了大脑的结构，其中一个区域是掌管人的思想的，而上次讲课的时候，鲁老师给大家拿来心脏的结构图，我们了解到，心是人体血液的循环系统，并不掌管思考。李雨瞳作文中写'我心想'，是不是不对呢？"

同学们的思考非常活跃，董奕彤的提问得到了大家的共鸣。但是，我们在写文章和日常交谈中，有谁会说"我脑想"呢？

这就需要讲一下中医认识的身体和五行的关系了。

古代中国，人们对人体的认识只有中医上的生理。自古以来，人体分为肝心脾肺肾五大脏器，分别掌管不同的系统。但是这些汉字来自古老的记载，和现代医学的肝脏、心脏、脾脏、肺、肾脏有所不同。当西医学引进到中国的时候，肝心脾肺肾对应的英文分别是liver、heart、spleen、lung、kidney，译者如此翻译了。虽说翻译得很贴切，但是贴切不代表准确，从英语到中文，语义上总会有错位。

中医所讲的肝心脾肺肾是五个脏器为代表的人体系统，并不是西医的 liver、heart、spleen、lung、kidney。中医所讲的"心"的概念，包含了西医脑的部分功能，比如，《内经》称之为"心主神明"，在很多中医典籍记录中，心的功能涵盖了现代医学的心脏以及脑思考的功能。尽管东西方文化的不同会出现各种思想碰撞，但是东方文化的根，就在这里。

明白了这一点，同学们对中医药文化的认识就可以更进一步了。

中医的基础理论是阴阳和五行

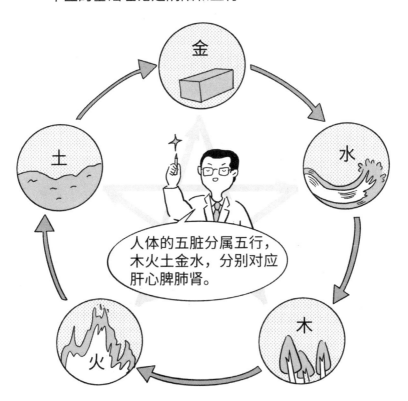

《范进中举》——以情胜情的典型病例

中医的基础理论是阴阳和五行。大家都听过《范进中举》的故事，张屠夫的那一巴掌为什么能打醒范进？从中医角度来分析，我们就会更加明白了。人体的五脏分属五行，木火土金水，分别对应肝心脾肺肾。它们按顺序是相生关系，可以理解为：木生火，火生土，土生金，金生水，水生木；它们隔一个是相克关系。木克土，土克水，水克火，火克金，金克木。

五行	五脏	五志	五音
木	肝	怒	角
火	心	喜	徵
土	脾	思	宫
金	肺	悲	商
水	肾	恐	羽

从对应关系以及日常生活来看，五脏对应着五种情绪，怒伤肝，喜伤心，思伤脾，悲伤肺，恐伤肾。肝不好，就会发怒，很多肝硬化晚期的患者以及更年期肝郁气滞的患者容

易发怒；喜伤心，不太好理解，伤心是一个使动结构，而不是一个名词，比如生活中有人中彩票获得大奖后会因过度高兴而引发急性心肌梗死。同样，思伤脾就是忧思伤脾。根据现代神经递质理论以及"胃肠第二大脑"学说，情绪低落以及思考过度，影响到胃肠动力是显而易见的。

范进中了举人，过度高兴的情绪"喜"，导致"痰迷心窍"，所以晕倒了，如何治疗呢？范进平时最害怕的是岳父张屠夫，张屠夫打了他一巴掌，范进就醒过来了。高兴过度导致的疾病，可以用恐这个情绪来治疗，高兴的喜属于"心"，在五行中属于"火"，而恐属"肾"，五行中属"水"，水能克火，所以，火这个情志导致的疾病，可以用水这个情志来治疗。这是以情胜情的典型病例。

中医认为，生病起于过用，正常的怒喜思悲恐是人体正常情绪，过度的才会造成伤害，过喜才伤心，过怒才伤肝。

消化不良之木克土与火生土

我在我们小区是个"名人"——大家都知道我是医生，平时有什么大病小病的都喜欢先咨询我。

那天我刚一进小区门，邻居孙婶就一把把我拽住，说："李医生，碰上你太好了。"

"什么事儿啊？"

"我闺女小帆，这不快高考了嘛，可整天都不吃饭，人都瘦了，这可怎么撑得住！可急死我了。"

小帆我知道，挺文静一个小姑娘，在市重点中学读书，听说学习成绩很好，考上重点大学的机会很大。小帆学习从没让孙婶操过心，现在为了吃饭的问题，孙婶特别着急，我赶紧安慰她说："您先别急，咱俩去前面凉亭坐坐，您跟我好好说说。"

刚一坐下，孙婶就打开了话匣子："一个月前，一模成绩出来了，小帆从班上前 5 名落到了 10 名以后，于是放学后就把自己关在房间里看书，我让她出去走走，去同学家串串门儿，她都不愿意去，说时间太紧。而且，明明到了吃饭的点儿，可她一直说肚子不饿，不想吃东西，有时候好不容易听她说肚子饿了，但吃两口又放下了筷子，说肚子胀，吃不下了，我就听她肚子咕噜咕噜地响，也不知道是怎么回事儿。"

"她大便怎样？规律不规律？"

"每天都有大便，但大便一次时间挺长的，怎么也得半小时，还拿本书，要不就带着手机。而且最近我刷马桶的时候发现，她的大便有些粘马桶，还有不消化的菜叶子。"

"恶心、呕吐的症状有吗？"

"是有几次恶心，但没吐。"

"有过肚子痛吗？"

"没听说过。"

"那吃饭规律吗？"

"不爱吃饭，前一段时间还不怎么吃早点，我跟她说对胃不好，于是她就勉强吃点，有时候中午饭吃得晚，晚上就不想吃，总和同学吃个麻辣烫，吃完了又不舒服。我变着法儿地给她做好吃的，都是热脸贴冷屁股，她这也不吃那也不吃，挑食得很。"

"哦，除了挑食，脾气怎么样呢？我看小帆的性格挺温柔的，应该很听您的话吧？"

"以前脾气还行，但这段时间可能心理压力太大了，脾气也大。前天我们在客厅看电视，电视声音大了点儿，她就从房间里跑出来直接把电视关了。我们现在在家都得小心翼翼，处处让着她。"

听完这些，我基本有了自己的判断。小帆所出现的这些症状，是当下很多人的通病，尤其是压力大的人。

"孙婶，小帆这是典型的消化不良，其症状主要就是胃口差、有饱胀感、不想吃饭、恶心、呕吐，还可能伴有胃痛。"

功能性消化不良是一种很常见的消化道疾病，又可以分为餐后不适综合征和上腹痛综合征。主要的不同就在于有没有烧痛感。有烧痛感的属于上腹痛综合征，而像小帆这样以餐后不适、腹胀排气为主的，为餐后不适综合征。

3 中医，西医一

"消化不良，严重吗？我看她都瘦了。"

"不严重。消化不良分为器质性消化不良和功能性消化不良。导致器质性消化不良的原因一般是消化道疾病，比如胃溃疡啦、胃食管反流病；但小帆这么年轻，一般不会得那些病的。从小帆目前的症状看，应该就是功能性消化不良，相当于胃肠道闹点儿小脾气吧。"

"哎呀，你说这快高考了，正是要命的时候，胃肠道闹什么脾气啊？"

"就是因为高考，胃肠道才闹脾气。听我给您好好解释下。"

思伤脾，压力下的功能性消化不良就是中医的木克土。

"对于功能性消化不良，不是由其他疾病引起的消化不良，病因主要有五个方面。前四个方面先不说，先说说第五个病因，就是精神因素。大约一半的功能性消化不良都与焦虑、抑郁和恐惧紧张的情绪相关。"

"对对，小帆最近就是太紧张了。可是为什么紧张就会导致她消化不良啊？"

"因为我们人体的所有生理活动都是在神经支配下完成的，胃肠道也不例外。支配胃肠道的神经包括交感神经和副交感神经。副交感神经可以促进胃肠动力，兴奋胃肠道，促进消化液的分泌。而交感神经是抑制胃肠运动的。情绪紧张焦虑时，交感神经会兴奋，它一兴奋，胃肠道的运动和分泌就受抑制了，时间长了就会消化不良。按照中医的说法，就是'思则伤脾'，以及肝郁乘脾，想得太多，可能会损伤脾胃的运化作用而出现消化不良。"

对于中医来说，火生土，木克土，这是土和木以及火的关系，如果思虑太多，耗伤心火，导致火不足，就会出现脾胃的运化不利，同时，木克土，木气太旺，也会影响胃肠的运动。

"那可怎么办？要不我带她上你们医院看看吧？"

"一般来说，对于功能性消化不良，没必要担心，它就和感冒似的，年轻人，过几天高考完了，自己就好了。千万不要把本来很轻的疾病，自己想得很重，这样顾虑重重，不但病好不了，还会加重。"

"听你一说我放心多了，可是这高考没考完，她这紧张的精神也放松不下来，不好好吃饭，我们担心她的营养跟不上！"

"是，但您还是不要表现得太关心她了，您越关心，她感到的压力越大，反而不好。"

解铃还须系铃人，我们怎样祛除这个病因，达到根治的目的呢？很多类型的消化不良，就像小帆的病症一样，是因为想得太多，导致忧思伤脾，思属于土。谁能克制土的情绪呢？应该是木。所以我们在治疗时，减少"忧思伤脾"的最好的方法是：

1. 减少思考，别想那么多事儿；

2. 适度地让患者有激情，有冲劲儿，有些"怒"也就是"木"克土的情绪；

3. 别忘了，五行在相克之前，还有相生，所以，"火生土"的方法也可以运用，就是多一些喜，多一些高兴的事情，让内心喜悦，可以健脾胃，治疗消化不良，可以每天看 3~5 个笑话或者搞笑的视频，疗程 1 个月。

但假如不是如闷罐子般不说话而形成的忧思敏感，而是如张飞般脾气火爆，点火就着的。比如，现在很多人到处挑刺儿，还"控制不了自己"，那该怎么办？这一类人，往往属于肝气旺盛，属于易怒的类型，由于木克土，情绪不好就导致怒伤肝，同时也会伤脾。既然五行相生相克，那么谁来克制肝木呢？答案是金，对应的情绪是悲，所以，有的患者我是这样治疗的——看韩剧，越苦情的效果越好。悲属于金，金克木，可以抑制肝木的怒，从而减轻木对土的克制，以缓解由于紧张着急、肝气郁滞而致的慢性胃炎。

五行的相生相克都可以被利用来治疗疾病，情志是这样，饮食亦是如此。

中西医结合解决根本问题

经常有患者问我，他得的那种病用西医治疗效果好还是用中医治疗效果好。这个问题实在很难回答。做个假设：小偷闯入你家了，你该怎么办？有三种方式解决这个问题：第一，关上门，因为主人体格强健，有勇有谋，可以将他制服；第二，打开门，召唤邻居来帮忙，尽管是妇幼老弱，但人多总能吓唬住他，赶他出门；第三，留着门，用言语稳住他，然后弄清楚他当小偷的目的，因势利导，感化他。第一种方式接近于西医用抗生素，杀死入侵的细菌；第二种方式接近于中医开鬼门，洁净府，祛邪外出的思路；第三种方式是中西医结合治疗的最理想状态。

同一个问题，不同的思路和应对方式，所以，应该根据每个人的情况，具体问题具体分析，而不是一概而论。例如，你身体很虚弱，并且患有感冒，还用小偷来了作类比，如果一定要用抗生素治疗，这就如同家里的老人、小孩子要和小偷搏斗，那么最轻的后果是两败俱伤，更糟糕的是老人和孩子都受伤了，小偷安然无恙。中西医结合治疗疾病，是找到疾病根本的原因，运用综合手段，来解决根本问题。

♫ "神奇的"中医脉诊

无论中医、西医，诊断都是一个经过
综合分析后，不断做选择题的过程。

凡是关于中医的宣传片，无论是照片还是电视纪录片，无一例
外地选用了切脉作为中医经典画面。我小时候也是这样认为的，中
医只要手一搭，便知病因究竟，看起来出神入化，就如同金庸笔下的
薛神医和蝶谷医仙胡青牛的辨脉绝技一般。

诚然，中医脉诊是特色，也是必不可缺少的一项诊疗，但中医
诊断是四个字——望闻问切，而不是单单一个切脉。就如同在新冠
病毒感染期间，媒体都在争相报道医务人员的奋勇向前，当然这是
事实，医务人员很重要，却忽略了其他重要环节。例如，清洁人员就
不奋勇向前吗？保安大哥就没有贡献吗？警察和军队如何？大家都重
要，是大家共同完成了这项艰苦卓绝的工作，只是医生和护士首先被
大家关注到了。切脉是特色，是特色就容易被夸大，"望闻问"就易
被遗漏，"四诊合参"这一真理就容易被淹没。

当然，若有人问：中医凭脉能不能诊断发现问题？答案是肯定
的—— 能！我经常手一搭脉，看舌象，就可以脱口而出："你有胃病，

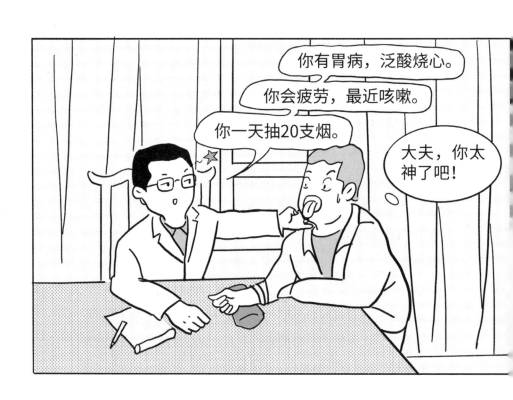

反酸烧心。"然后再接着说："你会疲劳，最近咳嗽。"通常此时，患者都会变得激动起来。我再说"你一天抽 20 支烟"，估计患者就会跳起来说"你真神"。

而实际情况是这样：切脉诊疗为寸脉浮，提示上焦肺之气不足，可能易感疲劳；关脉滑，苔黄腻，中焦湿滞；进门前的咳嗽声，身上阵阵烟味，可以得出结论。这个结论是我推断的，说俗一点，就是猜，不是瞎猜，是有依据的猜，所以蒙对的概率很大。其中，我运用的是望闻问切中的三种方法，烟味是能闻到的，咳嗽是听得到的，再用问诊来验证，而不是单单靠脉诊判断，是结合了多个信息得出的结论。这个推断也是一个概率问题，信息越多越准确，但有的信息不需要声音，只需要敏锐的观察力和分析总结能力，这些医学的推断还需要医学的背景。其实无论中医、西医，诊断都是一个经过综合分析，不断做选择题的过程。

诊疗疾病，就像我们做选择题，究竟哪个是正确答案，需要前后推敲，有的是看题就选，有标准答案。例如，有一项血液检测，如果是阳性，那几乎是板上钉钉，这道选择题就做完了。可是大部分选择题需要用排除法，不断地证明其他选项是不正确的，每一步都有好几种可能。比如胃痛，这就是个多项选择题，造成胃痛的原因有很多，所以医生在诊疗的时候，要把感官发挥到极致，无论中医还是西医，都要能看的看，能摸的摸，看不见的也要想方设法把图像呈现出来。不会有医生专门为了练习叩诊而不用 B 超，或者不用听诊，每个诊疗手段得到的信息不同，也就是解决选择题的方法不同；即使检查一个问题，互相印证才是诊断明确的最佳途径。

两只手才能拿稳的珍贵的东西，切莫仅用一只手逞能，身体健康如此珍贵，望闻问切，视触叩听，都调动起来还远远不足，尚需借助现代各种检测手段，更何况仅依靠切脉。所以，不要拿自己的健康开玩笑，如实回答医生的提问，甚至是你觉得八卦的问题，这一切都有利于医生获取更多的信息进行诊疗，从而做出准确的决策。

交流

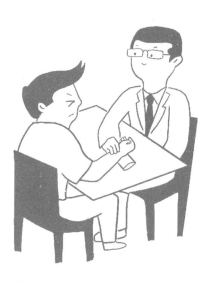

ᛉ 信息传递的"一个中心，两个基本点"

> 传递信息是交流的目的之一，信息
> 传递得准且有温度，将有助于患者调节
> 身心。

不少医生是高冷范儿，惜字如金，原因很简单：一是医生每天要说的、要解释的话太多，确实有点累；二是由于知识结构不对等，医疗健康内容对于医生来说已经习以为常，但是他们不知道患者还不懂这些"常识"；三是相同的知识被多次重复后的疲劳感和无趣感，让医生不想多解释。然而，信息的传递对疾病的治疗确实至关重要。所以，医生需要克服自身"只看不说"的倦怠情绪，如果医生能耐心地传递信息，那么将十分有助于患者调节身心，而调节身心是治疗疾病的秘密和关键。此外，更重要的是，患者也需要学会有效地接收来自医生的信息，这样才能搭建起医患之间信息传递的高速公路。

静下来，慢下来

小夕是一个白领丽人，颜值高，身材好，看上去温文尔雅，但一说话就暴露出"女汉子"的本性。她语速很快，坐在我面前先是噼里啪啦地"扫射"一通，随后又接了两个电话，自始至终，她的眉头都处于紧锁的状态，紧绷的情绪一直得不到释放。

好半天，我才感觉到她的注意力开始从工作回到诊室，但依然不自觉地翻看着手机，和我说话时思维跳跃，症状叙述得翻来覆去，前言不搭后语。

"小夕，"我拿起她的胃镜报告，看着她的眼睛，放慢语速说，"你的病情并不严重，慢性非萎缩性胃炎，是胃炎中最轻的一种类型……"

"最轻的?"小夕显然对我的话有所质疑，还没等我说第二句，就打断了我，"那我为什么还有红斑，你看这里写的，多可怕呀。"

"红斑只是胃黏膜的一种表现，并不能说明有疾病，也许只是食物经过时与胃黏膜摩擦导致的细胞聚集和脱落。"我并没有被小夕"带节奏"，仍旧不疾不徐地解释。患者语速快时，医生需要稳住自己，静下来。

"目前国际上把胃炎分为萎缩性胃炎和非萎缩性胃炎两类，'萎缩'是胃功能退化的表现，而你得的是非萎缩性胃炎，并没有萎缩，病情很轻的。"

"那我的胃为什么还时不时就疼，老觉得堵胀呢?"小夕问道。

这个问题，有很多患者都问过我，我一般喜欢将消化道比喻成地铁来解释这个问题。

地铁是输送人流的管道，人来人往，熙熙攘攘，难免会有人丢弃垃圾，或者洒落咖啡。平时有保洁人员及时清理，一般都能保持干净，但也有客流量大，保洁人员没来得及清理的时候，人们就会在地铁里看到污渍。

人的消化道是输送五谷杂粮的管道，同样会有"客流量大"的时候，也就是我们胡吃海塞、饮食过量的时候，这时食物在胃内滞留的时间过长，胃功能相对不足，没来得及消化吸收，胃黏膜上就可能会出现红斑，甚至糜烂。

这时候该怎么办？

首先，要给身体一段休养生息的时间，等待胃肠道把积存的"垃圾"清运出去。这段时间，胃是在加班干活，非常辛苦，一定不能再增加它的负担，所以清淡饮食是非常必要的。慢慢地，再逐步过渡到普通饮食。

等胃功能恢复了，一定要注意规律饮食，不要吃得太饱，或吃得太快。控制好胃肠道内食物的流量，就能避免食物残留，保证胃肠功能足够，也就是让"保洁能力"与"客流量"相称，胃肠道就能保持清洁。

还有一点非常重要，就是要"戒焦戒躁"，这个"焦"不是骄傲的骄，而是焦虑的焦。现代社会飞速发展，人们凡事都追求"快"，要马上有结果，一刻都不能闲着。所有人似乎都失去了耐心，焦躁的情绪不断蔓延。淑女消失了，取而代之的是女汉子；健康消失了，取而代之的是各种身心疾病。要想肠胃好，除了饮食要注意，心理调适也不容忽视。

听我讲到这里，小夕瞪大了眼睛，"大夫，我得胃病就是因为我是女汉子吗?"

我郑重地点点头。医生的职业使我阅人无数,我看了这么多年病,90%的胃病患者都是"女汉子"的性格,"淑女"极少来找我。

小夕噗嗤就笑了,说:"我之前性格挺温柔的,自从换了工作,就这样了,也许是事情做得多了,越来越烦躁的原因。"

"是吧,之前胃有不舒服吗?"我接着话茬儿问。

"之前我的胃可好了,从来没有不舒服的感觉,换了工作之后才感觉不舒服,所以,做了胃镜来找您。"小夕的回答也印证了我的话。

说到这里,我告诉小夕她的病并不严重,但她的急脾气对病情的发展起到了推波助澜的作用。

胃肠道受交感神经和副交感神经支配,两种神经互相制约,维持体内的阴阳平衡。交感神经类似于中医学中的阳,起主动作用,交感神经兴奋会抑制副交感神经;而副交感神经相当于中医学中的阴,当交感神经不兴奋时,它才有机会兴奋。

我们紧张焦虑的时候,心脏会加速跳动,就是交感神经在起作用。这时候交感神经兴奋了,副交感神经就被抑制了。

然而,副交感神经才是胃肠运动的"正能量",副交感神经兴奋能促进胃蛋白酶原的合成,增进胃肠动力,进而促进消化。

当我们大声说话,行动急躁,表现得不淑女的时候,就是交感神经兴奋的时候。副交感神经相应地受到了抑制,导致胃蛋白酶原分泌不足,胃肠蠕动减慢,消化和吸收也就随之变差。这也是中医肝郁脾虚和心脾两虚的道理。

当然,人体都有调节机制,一次两次没关系,但如果淑女变成了女汉子,副交感神经长期受到抑制,就会出现胃肠问题。

现在，要恢复副交感神经的功能，就要"打击"压制它的交感神经，减少交感神经兴奋的时间，一言一行都要遵从淑女的标准。

听我讲了这么多，小夕点点头，表示听懂了。

我接着说："小夕，你要恢复过去的生活方式，让自己安静下来。"

"李大夫你说得对，道理我也听明白了，可是，怎么才能恢复到淑女的状态呢？有什么具体方法吗？"小夕有点为难地说，"我经常不由自主地就加快了说话和吃饭的速度，感觉掌控不了自己，这可怎么办呀？"

"别着急，"我笑笑说，"我教你一套淑女养胃法，保证让你的胃恢复健康。"

所谓"淑女养胃法"，就是要像淑女一样生活，一言一行都温文尔雅，有条不紊。虽说"江山易改，本性难移"，但性格和习惯也是可以矫正的。

第一步，重视，重视，还是重视。脑中绷紧一根弦，我是淑女，我要颜值，我要健康，不可放任自流。认清什么是自己需要的，而不是想要的，不要被欲望控制，不同时做那么多事情。

第二步，放慢说话速度，听到别人说话后，停顿三秒再开口，万万不可插话。我总是说，你看国家领导人讲话快吗？很慢。难道你比他们还忙吗？不是说话越快，处理的事情就越多的。相反，说话快，信息很可能传递得不准确，或者需要再说一遍，真没有慢慢说一遍效率高。

第三步，减慢吃饭速度。这样不仅是心态平和了，更重要的是，食物在口腔中和唾液充分接触，让唾液淀粉酶先对一部分食物进行一定程度的消化，能够减轻胃肠的负担。要记住，我们吃饭是为了享受食物，而不是填饱肚子，更不是完成任务。

第四步，放下手机，阅读纸质书，每周一本。网络世界很精彩，也很无奈，它不会因你而改变，你却因为它不自主地调整了作息时间。被手机绑架的人不在少数，从"手机控"变成"控手机"才是王道。

第五步，爱上运动，特别是能和大自然交流的运动，比如登山、慢跑、户外行走。顺应自然地出汗，绝对是一种缓解压力、让人全身心放松的方式，更是淑女养胃法的重要环节之一。通过运动让新陈代谢加快，能促进胃肠道的消化和吸收。具体要做到，每周运动 3 次，每次持续出汗 45 分钟以上。

性格决定疾病，性格决定健康。调整性格可以恢复健康。学会淑女养胃法，胃病会好得更彻底。

听完这些，小夕点点头，语速确实慢了下来。无论患者怎么说，医生慢下来，就会让对方慢下来。"好的，大夫，按照你说的这五步执行，基本是一个中心（重视），两个基本点（两个放慢），坚持三项基本原则（多读书，少看手机，多出汗）。我想对于大部分人的胃病都是有好处的。"

"哇，小夕，不愧是公司精英，立刻总结出了淑女养胃法的'一二三'，"我由衷地赞叹，"太好了，咱就一二三，一起努力！"

"嗯！"小夕信心满满地点点头，"大夫，谢啦！我一定按你说的做。"

我们知道，是药三分毒。得了胃病，在吃药之前，首先调整生活方式，才是最简单、最基础也是最根本的解决方法。对于绝大部分非萎缩性胃炎患者，通过"淑女养胃法"，病情都能得到控制，甚至根治。这方法的名字虽然叫"淑女"，但对于男性同样适用，就叫

"绅士养胃法"。

当然了，要是用了这些方法，认真执行了 2 周到 1 个月，症状仍然没有缓解，那还是需要服药的。

传递信息的方法

小夕是当代女性白领的典型代表。不只是女性着急，男性也很慌张，大家都心无定所，这就导致了疾病，尤其是胃病横生。疾病发生不是一朝一夕的事，而是潜移默化地发生。只有多注意平时的行为举止，以及心情和习惯，才能从根本上杜绝疾病的产生。

国外研究表明，胃肠是人类的第二大脑，胃肠疾病和心情息息相关，而在门诊这么多年，我们发现，社会生活的快节奏和心情的焦虑紧张，是促使人类发病的要素。假如环境无法改变，那么我们只有强大自己的内心，把平静面对作为一个习惯和修养。

当然，身处浮躁的社会，我们如何做到这一点? 方法就是甫寸医生教你的"淑女（绅士）养胃法"。做到了这一点，可以预防大部分消化不良和胃病的发生。

为了更好地传递信息，让患者能够听进去，医生有两种方法：一是自己先不说，等待患者静下来；二是请患者深呼吸，就像练习瑜伽时调整身体呼吸一样。在传递信息的过程中，我们也需要坚持"一个中心，两个基本点"：

"一个中心"就是心中有爱，有爱就会投入时间，愿意把这件事情做好，花心思，而不是应付，认真分析对方的语言，并进行回应。

"两个基本点"：第一，我们需要掌握《孙子兵法》的原则，就是在诊疗的过程中，不忘初心。《孙子兵法》是一本兵书，但是其中的道理很有普适性。我们知道，《孙子兵法》的最高要旨是："不战而屈人之兵，善之善者也。"这句话的意思是，我们的目的是得胜，而不是打仗，如果能不打仗，不用刀兵而战胜对方，才是最好的。我给诊疗也补充了一句话："不药而疗人之疾，上之上者也。"这意思就是说，我们的目标是恢复健康，而不是为了用药，能够不用药而治疗疾病才是最重要的。所以，在用药之前，我们应该讲清楚疾病的来龙去脉，而不是形成有病就要用药的惯性思维。第二，医生日常讲述的方式方法需要更柔和，并且带节奏。柔和是不直来直去，讲究话术；而带节奏，就需要我们能够掌控对面的人，以及讲话的主动权。做到这两点，医生就能传递正确的理念给坐在对面的患者。

我的《胃靠养，肠靠清》以及《调好肠胃百病清》系列图书的目的就是，用故事讲述疾病，用生活痊愈身心，用生活的方式传递健康理念。例如治疗小夕的疾病，最重要的是将信息传递到，让她的身心从平时焦躁的环境中脱离出来，在生活中慢慢调愈身心，这才是治本之道。医生心中有爱，才能准确地传递信息；于举手投足间潜移默化地影响患者，才能传递健康的理念和思维。患者要理解信息传递的真谛，才能共建医患联盟。

꒐ 忌口，忽略还是重视？

> 忌口是医患交流的重要环节，需要双
> 方在意，但也不能过于在意。

如果要评选出患者问中医频率最高的问题，那么关于"忌口"的事可以说是名列前茅。几乎每位患者每次临出门的时候，都要问我："李大夫，要不要忌口，啥不能吃？"这句话听得我耳朵都要磨出茧子来了。甚至连老病号也不例外，次次来，次次都不忘记问。但在中医看来，这个问题很烦人的，他们会把这个问题翻译成：你吃饭喝水还要我管吗？

医患思考逻辑的错位

患者很愿意问，而中医听着很烦的问题，往往是诊疗的细节，以及医患彼此缺乏沟通之处。其原因在于，医生不屑于回答这些问题，因为从医生的角度来看，他们总是偏重于用药和医学专业的内涵，那些是决定医疗行为含金量的因素，一猛子扎下去，就不愿意爬出来。例如，消化科医生对消化性溃疡、幽门螺旋杆菌感染的病症，更愿意思考究竟哪种抗生素和抑酸药的配合，才是最好的组合；至于患者究竟吃什么，对诊疗影响并不大。医生还要管吃饭的事情吗？医生都在不停地阅读当前世界最新的研究文献，用怎样的调整方案，更利于将杀灭幽门螺旋杆菌根除率提高 5%，也就是说，之前 100 个受到感染的人，70 个可以被自己的方案根除幽门螺旋杆菌，现在要是能让更多的 5 个人的细菌被杀灭，也就是能让 75 个人可以根除幽门螺旋杆菌，那是多么自豪的事情。这 5 个人会彻底受益的。

实际上，从患者的角度来看，日常生活中的那些和吃喝拉撒有关的事，才是更重要的。确实，"吃"是每个人每天必须面对的问题，尤其是当自己生病的时候，人们就会发现，"吃什么"对疾病的影响究竟哪些是有利的，哪些是有害的，很多时候自己都不清楚。吃药很重要，那么吃了药之后呢？其他时间，自己还需要注意什么？治疗期间，住院或者在门诊的时间毕竟有限，那么多时间在家、在单位，不会对治疗产生影响吗？那么，最好的康复诊疗，应该不仅仅在医院，更重要的是在生活和工作中。

我们都忽略了什么？

丽华是一个大大咧咧的女孩子，其实说她是"女汉子"更准确。一个月前，她腹痛黑便，实在受不了了才来医院看病。经过胃镜检查，她被明确诊断为十二指肠溃疡，伴有幽门螺旋杆菌感染。诊断明确，病因清楚，诊疗方案也很清晰。按照最新的诊疗指南，根除幽门螺旋杆菌，90% 的消化性溃疡可以恢复。

于是，我迅速敲出了处方：青霉素、奥美拉唑、枸橼酸铋钾、

4

交流

克拉霉素，四联疗法两周。我很自信地跟她说："你的疾病简单，两周会好，放心吧。"

丽华也很开心，她说："我在'好大夫'网站上看了您的评价和文章，相信您说的，我一定听话，好好吃药。平时，有没有啥忌口的？"

一听这句话，我的内心就像草地被风吹过一样不能平静。我勉强笑笑，用一种复杂的心情说道："不用。"随后叫了下一位患者的名字。

"哦。"丽华迟疑着，顺势退了出去。

丽华停药后一个月，按照我的方案，复查了呼气试验，果然阴性了。我说："你看，听我的没错吧，已经好了。"

丽华看看我，说："太好了，谢谢李大夫。"顿一顿之后，她说："可是我还是疼，大便还是偏黑。我做了两次大便常规，还有潜血呢！"

我说："咦——，可能是还没有完全愈合，还是餐前疼吗？"

丽华道："是的，还是餐前疼，我这个病怎么这么难呢？"

我问道："疼的时候，吃东西会缓解吗？"

丽华答道："我总是早晨空腹喝咖啡，喝了咖啡更疼了，后来我就配些点心。"

"啊，你还喝咖啡，谁叫你喝的呀？！"我有些不开心。

"我问你要不要忌口，你说不用的。"丽华一脸的委屈。

我忽然意识到，我错了。

75 人和另外的 25 人

咖啡是美味的。喝咖啡对于一个有现代气息并且在外企工作的白领丽人来说，是一件司空见惯的事情。咖啡不是她的生命，但确实是她生活的一部分。

丽华喜欢喝咖啡，而且还有三个偏好：第一个是要浓咖啡；第二个是要纯咖啡，不加奶，不加糖；第三个是要空腹喝，往往是在晚上睡觉前，或者早晨。

前段时间她在赶一个项目，熬夜，同时喝咖啡。我在门诊时确实了解到了她熬夜和劳累的现状，却忽略了她爱喝咖啡，并且要靠它来提神的细节。

咖啡含有咖啡因，进入体内后会促进交感神经兴奋，因而可以消除睡意、改善血液循环，身体也会感觉暖和起来，消除疲劳感，所以咖啡有"提神"效果。但是胃部受到刺激而胃液分泌增加，刺激空胃，对胃溃疡等患者不利。咖啡可以破坏胃黏膜的保护屏障，刺激胃酸分泌，容易让胃酸肆无忌惮地破坏消化道，形成消化性溃疡。若咖啡中不加奶，空腹喝，更会让咖啡的刺激性增强。餐后饮用咖啡，因为胃液分泌会增加，所以对消化有帮助。这样看，咖啡是她消化性溃疡生活中的杀手，幽门螺旋杆菌只是疾病的帮凶。我的诊疗方案消灭了正面战场，却忽略了敌后力量。于是，细菌被杀灭了，溃疡却还存在，胃肠还没有愈合。

习惯的力量最可怕，让伪装者潜伏在身边。我在诊疗时也只关注了幽门螺旋杆菌导致溃疡的事实，却忽略了生活中潜伏的隐形杀手。

我只好向丽华道歉："是我没有好好和你沟通。"丽华说："对不起，大夫，也是我造成的这个局面，我一定听你的，不再喝咖啡。不过，话说回来，你这个药真苦呀，坚持下来也不容易，还伴有恶心。"

我说："谢谢你的信任和配合，我们终于坚持完成了这个疗程。你做得很棒。今后我也会争取把药物的剂型改一下，利于服用。"

这件事也促使我做了反思。使用新方法，固然可能比旧方法让根除幽门螺旋杆菌的人增加5个，这也体现了医生诊疗水平的提高，但是这75人在诊疗过程中的感受被忽略就是理所应当的吗？也许，另外的25人正是因为医生没有交代用药方案，自己随便吃药，也不忌口，才导致治疗效果欠佳的呢？或许另外的25人就是因为不信任医生，嫌药太苦，拒绝吃药而无法转阴的呢？如果医生把忌口和注意事项都说清楚，或许，另外的25人就会认真地执行医嘱，其结果可能比钻研改变用药方案更能提高根除率——交代好了忌口，也许就是另外的10人了。交代了忌口细节，可能比调整用药让人获益的更多。

两种苦，你选哪种？

丽华按照我的嘱咐，干脆戒了1个月的咖啡，并且按时按规律吃饭睡觉，很快，她的胃就不再疼了，复查大便后，也没有潜血了，人还长胖了2斤。丽华说："我要减肥，以后就喝咖啡吧。"

我说："那是因为你喝出了胃溃疡，消化吸收差了。喝咖啡可不一定能直接减肥。我其实也喜欢品味咖啡，但只是爱好，却不依赖，你有些依赖了。"

丽华："李大夫您说得对，我要逐渐少喝咖啡，要不还得吃那么苦的中药。"

我："咖啡不也是苦的吗？"

丽华："不一样，一个是好喝的苦，另一个是难以下咽的苦。"

我看着她笑了……

生活就是酸甜苦辣咸多元素的集合，只有达到平衡才能获得健康，很多疾病的源头在于生活方式，部分病症还夹杂着感染因素。所以，要想从根本上治疗疾病，就需要我们在生活中找到偏失之处，回到正轨。懂咖啡，懂生活，懂健康，需要用心体悟。

ᶜᵁᶰ 再谈忌口

> 忌口是医患间最容易链接生活信息的
> 话题。患者认真地告诉你的医生你最喜欢
> 吃的食物和烹饪方式；医生认真地告诉你
> 的患者，哪些是可以的，哪些是不行的。

过犹不及

小项是一个刚满 18 岁的高中生，我对他最深刻的印象是身形瘦、脸色黄。

一进诊室，他妈妈就把他按在凳子上，然后开始滔滔不绝地和我说话："大夫，这孩子什么都不爱吃，吃点儿就不舒服，脾气还特别大！"我赶紧请他妈妈站到旁边，让小项说说自己的感觉。

小项之前一直低着头不说话，刚准备开口回答我的问题，他妈妈又忍不住冲上来，"大夫还是我说吧"，于是又是一番连珠炮似的叙述。

我已经明白了：这位妈妈比较强势，有些过于保护孩子了。小项 18 岁了，已经算是个成年人了，可家长还是不肯放手，很多事情还

要亲力亲为。这种爱，无益于下一代的成长。以爱的名义把自己的想法强加给孩子，实际上是一种自私和控制欲，每个孩子都是独立的个体，尤其在孩子成人后，更需要独立思考和自由的意志。

来找我看消化不良病症的患儿，无一例外，都是家长惹的祸。家长口中孩子所谓的"挑食"，要么是从小娇生惯养的结果，要么就是父母过于强势的照料方式的后果。家长们应该自我反思：是不是孩子不吃什么，你就不做什么；怕孩子吃不好，就只做他爱吃的。久而久之，"挑食"的习惯就养成了。

我和这位妈妈说："孩子其实什么都懂，有自己的思想。家长需要和他商量，要不然，孩子就会形成溺爱依赖或者逆反。"我的这个育儿理论立刻得到了站在一旁的孩子父亲的认可，他频频点头。

此时，小项的妈妈不说话了，我赶紧补充问道："小项，你还有哪里不舒服？"

小项在我的鼓励下，逐渐自信起来。他说："其实没有哪里不舒服。我从小就不敢吃韭菜，不喝凉水，不敢吃……"我表示很奇怪，问道："为什么不吃呢？这些都是日常的食物和饮品，并不特殊。""我妈说，要忌口，这些不好消化，会伤胃……"小项说。

我忽然更明白了——他妈妈太注意饮食了。由此造成的后果就是，过犹不及。

转变理念

其实，对于消化疾病来说，人吃五谷杂粮，最好的就是酸苦甘辛咸什么都吃，营养均衡最健康。

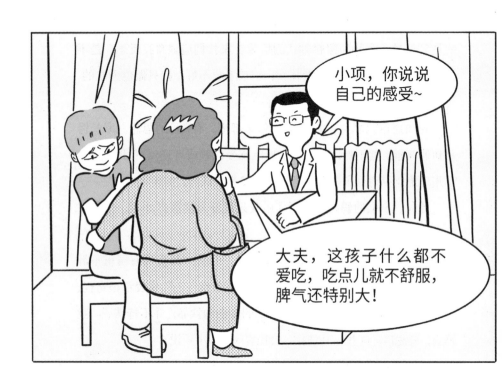

如果这也不吃，那也不吃，最终的结果是什么也不能吃，吃什么都不舒服。因为用进废退，不用的东西，迟早要退化。总是不吃一种东西，相关的消化酶就会减少，逐渐地退化，由此带来更多的影响。

我们应该摒弃不良的饮食习惯，包括吸烟、大量饮酒、吃过度刺激的食物，以及经常在外饮食、饮食不规律等。除此之外，别无忌口，只要是应季的天然食物，用传统的做法，都是可以正常吃的。

其实，世上没有垃圾食物，只有垃圾吃法。例如，清蒸鱼和烤鱼，我们应该选择清蒸鱼。一是食材新鲜，才敢清蒸；二是调料比较少，才是自然的食物。另外，牛肉、羊肉和鸡肉都是肉类，都很好，但是，如果一起吃，蛋白质摄入就会偏多，所以，不是牛羊肉好或者不好，而是它们一起吃会使蛋白质摄入过度。食物搭配才是重要的，也就是说，健康的吃法才是重要的。越自然越健康，而且，不能刻意地关注饮食偏好，需要达到自然的平衡。

消化内科的医生，会被别人送绰号"人体管道工"，就是负责修理从口腔到肛门这条管道。如何修理和维护，就是要从健康的饮食做起。当然，我们的职责还在于把患者变成美食家，让患者从疾病中解脱出来，享受美食，享受健康的美食。除了一部分的药物治疗，很多患者更多的是要了解自己的身体，并从细节做起，规律饮食，清淡自然，养成良好的饮食习惯，享受美食，转变理念。逐渐地，你就会从胃病患者变成美食家，进而成为有健康理念的美食家。

小项又问："那我现在吃米饭都不舒服，怎么办？"

人体的原则是在一定程度上的用进废退，解铃还须系铃人，吃这个不舒服，就暂时不吃，如果喜欢吃，那么就逐渐锻炼着吃，刺激身体相应的消化酶的分泌。当然，你要是对某种食物天生过敏，就别招惹它了。另外，需要加强运动，促进身体新陈代谢，尤其是消化道的动力。平时你可以使用西药的胃肠动力药，或者中医的健脾理气的方法。

这一课，小项和父母都明白了。

忌口原则

第一条，总原则：饮食的真谛——皇帝早餐，富人午餐，乞丐晚餐。早晨要吃好，中午要吃饱，晚上要吃少。早晨吃得要丰富多彩，均衡营养；中午要吃得比较多，是三餐中量最多的一餐；而晚上少吃一点。并且，规律饮食的时间也很重要，早饭最好在8点以前，午饭在下午1点之前，晚饭在晚上7点之前。也就是说，规律吃饭有三个层次，第一是品种要丰富，第二是食量要恰当，第三是时间要正确。

第二条，饮食的内容请参照《中国居民膳食指南》。国家卫健委发布的《中国居民膳食指南》里面有一个"中国居民平衡膳食宝塔"，按照这个吃就没错。至于有的人，中午没空，晚上吃得好一些，行不行？当然可以。其实，我说的时间没有那么绝对，中午吃不好，难不成晚上还不让吃了？但我还是建议，如果晚上吃正餐，最好能早点开饭，并且饭后做简单的运动，有助于补充营养并且促进消化。

第三条，分疾病分类别的食物忌口（依据门诊和实际经验制定）。

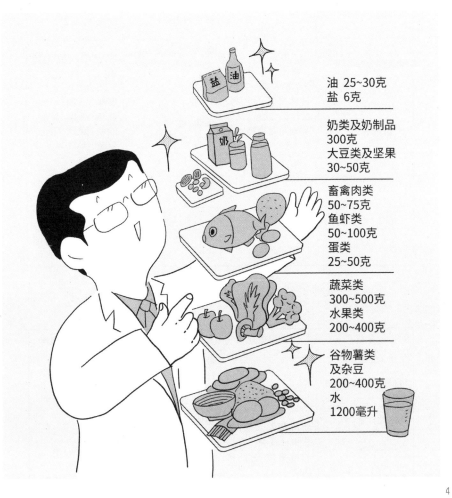

油 25~30克
盐 6克

奶类及奶制品
300克
大豆类及坚果
30~50克

畜禽肉类
50~75克
鱼虾类
50~100克
蛋类
25~50克

蔬菜类
300~500克
水果类
200~400克

谷物薯类
及杂豆
200~400克
水
1200毫升

疾病	共同禁忌	不适宜食物和饮料	禁止食物及饮料
消化不良	口味重的刺激性食物,如多盐、多油、过度烹饪的食物。油炸类食物以及烟熏腌制类食物。各种香烟和白酒	韭菜、大豆、咖啡,可乐等碳酸饮料,啤酒	腊肉、松花蛋、老咸菜、白酒
慢性胃炎(萎缩、非萎缩)		牡蛎等海鲜	腊肉、松花蛋
反流性食管炎		甜食,巧克力制品,尤其是可可含量少的	粥、菠萝、巧克力制品
消化性溃疡		海鲜、粽子、元宵、橘子、柠檬、青果	咖啡、辣椒、辣油、胡椒、咖喱、芥末、酸醋、酸菜、大蒜、生葱、香精等辛辣刺激食物
慢性肠炎		香肠、粽子、元宵	各种冷食,冰镇啤酒以及寒性水果
便秘		巧克力、慕斯等	麻辣小龙虾、川菜
肠易激综合征		牛奶等容易过敏的食物	各种冷食,冰镇啤酒以及寒性水果

第四条,既然说到了禁忌,那么就来补充一下适合的食物。

疾病	共同适宜	适宜食物和饮料	鼓励的食物及饮料
消化不良	新鲜蔬菜水果,低盐少油蔬菜。蛋类和清蒸鱼,炖汤禽肉类	苹果、平菇	菠萝
慢性胃炎(萎缩、非萎缩)		苹果	养胃粥品
反流性食管炎		熟萝卜	苏打饼干
消化性溃疡		香菇、山竹、夏威夷果	苏打饼干、苏打水
慢性肠炎		山药、薏米	芡实粥、山药红枣粥
便秘		猕猴桃	香蕉、红心火龙果、柠檬
肠易激综合征		粥	无

其实说到底，忌口的最高境界就是——不忌口，用食物和生活来构筑免疫长城，这需要医生和患者共同的智慧以及医患联盟的形成。医生会帮助你恢复自身的力量，把健康的主动权交给你，让健康生活方式成为你的习惯，自发变成自觉，那么，所形成的健康良性循环，就是医患联盟的智慧和魅力。

　　而对于疾病来说，很多身心疾病，越在意，越难受，如果你的检查没有任何异常，这就说明所谓的不舒服还不是一种疾病，不构成健康的威胁，该干什么就干什么。我们往往由于内心恐慌，夸大了症状，以及症状所带来的影响，才会形成身体的恶性循环。

　　用心战胜疾病，是完全可以实现的。放空自己，也是回归自然健康的方式。

5

信任

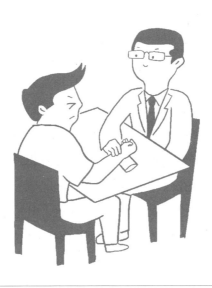

ᘓᑊ 谈谈医闹

> 信任是海，让我们在深邃的思考背
> 后，体悟医患密切配合的力量。

　　近些年来，医患问题越来越受到社会的关注，有不少医闹事件
登上了新闻热搜，医生和患者对簿公堂时有发生，以致医患双方都
彼此提防，这点令人心痛。但其实，被媒体曝出的医患之间闹矛盾的
事件，是小概率事件，只是被媒体放大后给大众造成了"医闹频发"
的感觉。

　　在诊疗中，没有任何一个医生希望自己接诊的患者病情恶化，
患者的病情没有好转对医生自己没有任何好处；更没有任何一个患
者不为健康常来医院溜达。所以医生在诊室里从来不说"再见"。

　　这让我想起最近的银行和其他很多地方，都写满了提醒人们不
要上当受骗的标语，告诫人们要增强防范意识。大家都小心翼翼地
生活在彼此越来越没信任、越来越狭小的心灵空间内，让我时刻感
到胸闷憋气。这种告诫似乎增加了安全性，但是社会的信任机制却
被破坏了，须知建立信任很难，而失去信任可能就在一瞬间。

　　只有彼此信任，才能让医疗措施更好地发挥作用。作为医生，

最重要的就是通过各种方法治疗疾病，最主要的是真诚沟通，取得患者的信任；作为患者，最重要的是找到你信任的医生，如果不能从内心信任你面前的医生，不如及早更换。

医生最担心的事——吃药后没效果

来我门诊的患者中有一位身患肠易激综合征，他在吃完了我开的药后，却没有收到一点效果，反而病情加重，我当时简直如坐针毡，心里害怕引起医患纠纷。在看到这名患者信任的目光后，悬着的心终于放下了，又顿觉歉疚。那名患者毫无责怪的意思，只是一个劲儿地说：李医生，你再给我看看，调调方子。我很感动，决定静下心来，再次仔细考虑患者的病情和诊疗方案。

这是一个我比较熟悉的病症，治疗过很多例患者，取得了很好的效果，为什么这例患者吃了我开的药却没有效果呢？根据我进一步的分析和判断，再仔细辨证，处方确实是针对他的病情，毋庸置疑。没效，可能是药物的剂量不足，补阳的力道不够。于是，在上方的基础上，我进行了药方修改，并坦诚地对患者进行了解释。

回想起那位患者信任的眼神，至今都能给我带来温暖。信任是医生进一步思考的原动力，医学本身就具有很多不确定性，每个个体都有差异，都可能变异，成功的经验在被运用在下一个类似患者的身上时，不一定会出现医生所希望的效果。此时，如果患者能够继续信任眼前的这位医生，那么他一定会根据具体情况，合理地修正诊疗措施。我有信心让我面前的这位患者恢复健康。

在彼此信任的空间，我们可以自由呼吸，如同面对蔚蓝的大海，

5

信任

体会心胸开阔的惬意，在更平和的气氛中，做出更趋于正确的判断。

一边诊疗，一边担心被投诉

我之前在非洲工作过，现在又在国内工作，对这两个地方医患关系的不同深有体会。尽管非洲经济不很发达，但非洲的医患关系是我们难以想象的和谐。尽管部分当地医生没有中国医生那么尽心和负责，但是当地老百姓特别信任医生的判断和决定。所以，我的总体感觉是，在非洲诊疗，医生们可以全身心地投入缓解患者病情和患者长期恢复的诊疗中；而在国内，医生们不得不花一些心思在如何避免患者质疑和投诉上。

比如，有些患者可能不会喝了药马上见好，正如古语所云"病来如山倒，病去如抽丝"，有些病症可能还要加重。例如，我在门诊治疗反复发作的口腔溃疡，有可能一开始会加重，随后才会越来越好。其间，医生如果不受患者信任，或者没有交代清楚，有的患者可能就要投诉医生了。

中医有一种说法叫"暝眩现象"，指的是疾病在痊愈之前有一个加重的假象，包括中医学著名的温病理论，有战汗的说法，就是疾病因出汗而解，也可能会有一个浑身发抖出汗的过程，这些都需要医患双方的共同努力和承诺。其间的治疗不仅考验医生的诊疗水平，而且需要患者的高度信任，因为这个加重是黎明前的黑暗，而不意味着病情坠入深渊。所以，医患需要彼此成就，医生水平再高，也需要患者信任，医患配合才能完成整个诊疗，使患者恢复健康。

预测疾病 + 沟通

一次，周楠带她的孩子史小欣来找我诊疗，我问清楚了情况后，看了看小欣的舌头，舌苔还是很厚腻，而且舌尖红，脉数。

我对周楠说："别担心，今晚孩子可能还会发烧，但是体温不会超过 39 摄氏度，你不用担心，也不用做处理，烧明天自然会消退。我给孩子开一些健脾清热利湿的药物，和上次诊疗情况对比，明天孩子的舌苔应该就会化掉了。"

第二天，周楠特意跑来跟我说："李大夫你说的太准啦，晚上小欣果然发热到了 38.5 摄氏度，还好你提前和我说了孩子晚上有可能发热，我一点儿也没着急，今天早上孩子就好了很多。我觉得这样自然退热真好，感谢李大夫。"

预测推断疾病并且和患者沟通，可以平稳患者心态。其实医生和患者都是为了更好地完成对疾病的探索，但是每个医生不同，每个患者也不同，如果能更多地把诊室里来不及说的话提前进行梳理，可能会更好地减少医生和患者之间的猜忌和摩擦，更快促成双方达成共识。

给医生讲课的患者

> 患者需要遵从医生的引导，医生也要
> 倾听患者的心声，信任是相互的。

"我比医生更专业"—— 医生怎么想？

医生也是有好恶的，遇到问题，即使表面波澜不惊，内心也在不断地翻腾。医生有自己的"频率"，患者也有自己的"频率"，如果这两种频率得以共振，那么医患双方就会和谐共处。如果无法共振，那么轻则彼此生厌，重则医生遭到投诉。因为在这种情况下，医生和患者都会觉得对方的话语是那么刺耳。

我曾有一名患者，说实话，一开始我挺烦她的。她经常坐在，不，站在我面前，看着我，喋喋不休，甚至有些咄咄逼人。但我并没有因此讨厌她，真正的原因是我从她不断跳跃的思维和闪烁的言辞中看出，她平时应该是个刺儿头，她不会轻易信任医生，同样也不会信任我，她始终抱有一种戒备的心态。她这种情况，用"怜其不幸、悲其不争"来形容，就很准确。

她身上的疾病一波未平一波又起，处理起来颇为棘手。她辗转

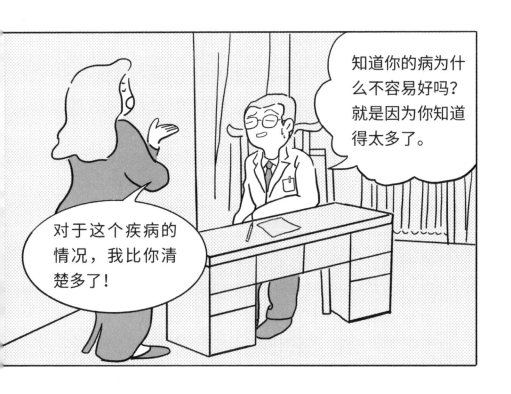

多处，却难以抉择。多家大医院和多位名医都没有收她住院。这一切经历她都如数家珍。她还不断地给我普及疾病的各种预后可能性，例如子宫肌瘤的发病概率，它有多少种治疗方案，还有现在她这些症状出现的概率、解决的方法，以及这些方法成功和失败的案例。

这让我内心感觉受到了侮辱，我半开玩笑地说："我这里还是第一次遇到给医生讲课的患者。"

她忽然一本正经地说："我真的比你清楚多了。这半年来，我奔波于各大医院，接触了各种医生，从院士、主任到小大夫，以及和我病症相同的患者。我已经仔细研究了我身上的各种疾病，翻阅了大量的医学文献。我对于这些疾病的了解，绝不亚于一位主治医师了。"

我感觉被打了一个耳光，只好尴尬地笑笑，然后意味深长地跟她说："知道你的病为什么不容易好吗？因为你知道得太多了。"

她怔了一下，然后缓缓地低下头，若有所思。

我继续说："知道为什么这么多著名医院的医生，都不愿意给你做手术吗？其实你知道得多无所谓，这还好沟通，问题在于你太纠结，很多事情都不能十分信任医院和医生，所以很多医生对你这样复杂的情况，会加倍担心引发医患矛盾，从而宁可选择不做手术，也不愿承担这个风险。你瞻前顾后，已经不再信任你面前的医生了。"

她一下子安静下来。我忽然有些害怕：我平时总是心直口快，一不小心就把心里话说出来了，这会使许多患者不开心。现在我又不小心和这样自诩"专家"的患者推心置腹、开诚布公，会不会再次遭到投诉呢？上次就因为说了心里话，被患者认为是推诿责任而被投诉。糟了，这真是跳进黄河也洗不清了。

突然，她眼泪簌簌而下。她不是第一个在我面前流泪的患者，但女人的眼泪总是会触发我换位思考，她确实也不容易。"明白"如她，跌跌撞撞的求医之路难免会让她感到很受委屈，她今天来找我，也是为了进一步的尝试。面对流泪的患者，医生若再冷若冰霜、牙尖嘴利，似乎就太不近人情了。毕竟，泪水承载的不仅仅是患者内心的悲苦，也是希望的表达和信任的释放。因为通常，我们只有看到了久别的亲人，或者燃起了希望，才会抑制不住内心的情感，肆意地哭出来。此时，医生的倾听就会起到事半功倍的效果。

她的哭诉，似乎也拉近了我们的距离。我改变了主意，就算是明天她把我投诉到医务处，现在我也决心承担她这份释放的信任。我调摄心神，一边耐心地听着她宣泄心中的委屈，一边仔细诊脉，给她写好了处方，详细介绍了用药时间和注意事项。我的内心忽然有了一份守望，期待着下次门诊她的再次出现……

患者也能给医生"讲课"——医生需要倾听

她第二次来门诊的时候，带着她的女儿。尽管患者很多，但我还是再次任她信马由缰地给我讲了 30 分钟的课，其间我也厘清了几家医院普外科及妇产科医生之间的人物关系，还有妇产科主任的建议与外科医生意见之间的冲突。

上次她来的时候没有带磁共振成像的片子，应我的要求，第二次她带来了磁共振成像的片子。所以这次的讲课是从磁共振成像开始的。最先她啰唆了一下不同医院对磁共振成像片子的要求，知名医院的 3T 磁量已经很清晰了，但又在协和医院做了一次，结果却不很清晰。L 院士的判断和外科的判断不尽相同。在灯光下，她如数家珍，轻车熟路地给我讲了她身体治疗遇到的难题，疼痛所处的位置，从矢状位怎么看，从冠状位怎么看。我一时还没有反应过来的很多解剖结构，她一下子就指出来了。

我忽然觉得，她应该就是我的"老师"，这么多内容我都没她熟悉，从疾病的进展过程到各种情况的分析都头头是道。此时，患者应该就是医生的老师。最后，我说道："你可以写一部小说了，一定很受欢迎。"

从患者的身上，医生们也在不断地进步，他们承担医生的担心、探索、纠结和战胜疾病的喜悦欢欣。他们也会为你落泪，也会给你信任，在治疗可能失败的情形下，也努力带给你希望，而这些是医生们进步的阶梯。

写好这次处方，我跟她说："人不可能尽善尽美的，每个人都有自己的缺点和毛病，上帝爱每个人，天生我材必有用……"

她拉着我的手，再次落泪，哽咽道："工作上把很多事情都处理很好，让每个人都放心。为什么这个疾病偏偏来惩罚我呢！"我想她在说这些话的时候，会有一种尽善尽美、付出很多却没有得到回报的幽怨从心底凉到心头。苛求自己，遇到一点儿不顺或者不满意的地方心里就开始纠结，然后形成的怨气逐渐会侵袭到内心，这些思想上的不痛快，会阻碍气血的运行，逐渐在身体里形成各种瘀阻。这是中医所认为的，和西医的理论有同有异。无论怎样，心情舒畅看似不是一件重要的事儿，实际上，因为心情不舒畅而生病的比比皆是。太苛求自己，太为难自己，到头来，把自己和周围的人都搞得很累。这些都需要及时倾诉和得到安慰。

流过眼泪，会残留泪痕，我希望我的话也能给她留下印记。当局者迷，旁观者清，我们互相看清楚了对方的弱点，并进行了补充。所以我相信，这两次互换角色的"授课"一定可以让彼此受益匪浅，因为，我切实获得了深刻的体悟；而我的倾听，也会给她很多鼓励，让她收获被重视和被肯定的价值感。这个过程，也是叙事医学的诊疗过程，倾听、共情、迅速共建。

倾听的双向奔赴

医生自己也大都做过患者，也能体会到如果周遭环境非常冰冷，比如 CT 室、化验室，就会让我们内心不由自主地收紧，这时候，疾病所带来的苦楚可能会增加。

当痛苦蔓延开来，我们就不由自主地想和别人倾诉，这样能够使自己的心灵得到更好的疗愈。正是因为明了了这一点，很多医生宁可晚下班，也会耐心地倾听患者的心声。如果没有做到这点，有的患者就会产生些许失望。不少医患的矛盾和纠纷，其实就是因为少了这样一个倾听的过程。

当然，过犹不及，需要防止"话疗"（通过说话来治疗）变成"话痨"。扯东扯西的没有太大价值的谈话，或者患者本身处在焦虑抑郁状态时的谈话，需要医生及时打断，另谋他法。一般情况下，按照标准流程进行诊疗，会使医患双方效用最大化，一味地听，被动地等，都不会产生最佳结果。

倾听是诊疗过程中非常重要的环节，这其实包含两个方面：一方面，医生要倾听患者的诉求；另一方面，患者也需要认真倾听医生的建议。一些只带嘴巴、没有带耳朵的患者，多少和他们平时的焦虑状态相关，这时候，医生也不能单纯地被动倾听，而需要引领患者。

彼此倾听，也是医患共建的重要组成部分，只有医患彼此了解，才能把正确精准的诊疗进行下去。

学会倾听患者，不仅可以安抚患者，更重要的是掌握诊疗的信息。我们知道，5分钟的聊天和30分钟的互动相比，判断的准确度绝对是不一样的，有时候，问一问老家在哪里，做什么工作，甚至可能都是关键信息。举个例子，假如问诊只有5分钟，那么医生可以选择询问患者平时是否吸烟；假如问诊时间有30分钟，那么医生可以进一步问询，"一天吸烟多少支""吸烟多少年""是否曾经戒断过"。信息越细致，评估越精准，治疗越有针对性。

更重要的是，患者需要认真倾听医生的建议。我会根据医患共建的三重境界（上一篇文章），交代给我的患者，这是什么原因，应该怎么做。比如，萎缩性胃炎什么时候复查，生活中注意什么，不要担心，用药注意事项，是否需要复诊，如何进行复诊预约，每一项都很重要。

倾听是医患共建必须修行的内容，做好这一点，身体健康的正确认识就会顺利地传递交接，得到医生和患者的共同呵护。

G 女士的病历

G 女士，42 岁。

她是在检索了我在"好大夫"网站的各种资料以及评价后，才谨慎地来找我的。因为前段时间的抗生素吃得太多了，她现在胃脘不舒服，并出现了腹泻，这一点我想她自己的诊断没错，就是抗生素导致菌群失调所引起的腹泻。她希望通过中医药来改善这种状态。

这是一种消化科常见的疾病，继发于许多脾胃虚弱但又不得不使用大量抗生素之后，患者菌群失调，舌苔厚腻。中医辨证往往是太阴脾虚湿盛，大部分患者经过健脾利湿可以逐渐好转，相对于自然恢复菌群，要快一半的时间。解决这个问题是中医治疗的优势，因为不得不使用、长期多次使用抗生素，必然造成了脾胃的损伤，以及承担了各种药物的胃肠道不良反应。

G 女士回顾了不得不用抗生素的主要原因——多次手术。在半年前开始出现右臀部近骶椎部疼痛，并逐渐加重。各种检查显示，畸胎瘤的可能性大；并且有子宫肌腺症，有多发小肌瘤，附件巧克力囊肿，胆囊多发息肉。甲状腺结节和乳腺增生她都懒得说了。

根据妇科诊疗，已经切除子宫，但对于疼痛部位的处理，存在不同意见：普外科及部分专门做直肠癌手术的专家的诊治认为可能是妇科的炎症，妇科则认为是普外科的范畴，说起来大家都犯愁。这个疼痛部位，处于盆腔中很特别的位置。从前面进去太深了，从背后的话绕不开脊柱，并且那个部位血液运行非常丰富，手术的话容易造成大出血，情况很棘手。

长期服用抗生素，已经对她的消化系统造成了伤害。针对这一点，我使用了经典的参苓白术散，并加用了健脾温胃化湿的中药。

药物之后，G女士的胃肠功能逐渐恢复了，而心结还没有打开，于是症状反反复复。

这是临床常见的情况，内外科的配合，以及不同外科间的配合，其实大夫已经非常尽心尽责，而临床面临的困境，也是在诊室里来不及说的话，我们共同思考和解决。最终，G女士还是以外科为主解决了这个问题，也终于实现了中西合作、内外配合而痊愈的目的。

♻ 双重身份的挣扎

要么别找我，找我就信任我。你若信
任无间，我必尽心竭力。

"不是医生的原因"

2020 年，农历二月初二正值奶奶 90 大寿当天，奶奶骨折了。当时，新冠肺炎疫情仍然严重。

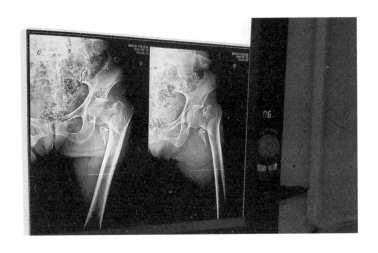

得知这个消息，我瞬间想到的是，手术并不复杂，但奶奶高龄的危险度分层，术后护理要求更高，而且被感染的风险更大。

意外发生后，儿时的美好回忆便时不时叩响我的心门。我的童年与奶奶一起度过，在那个质朴的院落中，遍地草木均是奶奶亲手栽植。每到夏天，在一片碧绿的荫蔽之下，酷暑被阻挡在外，秋季来临，一树杏儿悬坠枝头，带给我多少甘甜的期盼。往事历历在目，我不觉间湿润了眼眶。

奶奶是我们全家的主心骨，家人们都异常担心。主治医师对手术的超高风险做了分析，很可能病人下不了手术台，但奶奶语气坚定地说："我都这么大年龄了，莫担心，就是死在手术台上，也不是医生的原因，更不是其他人的原因，快签字吧。"听奶奶这么说，我在担忧之余，作为医生，也暗暗为奶奶竖起了大拇指。虽然医生的话不好听，但奶奶的表现让人感到"临大事，有静气"。作为患者家属，我完全信任眼前的这位医生。

在基于亲情的关切之外，我对奶奶多了一份来自医生这个职业的责任感。往常我都是从医生的角度看待医患，而这次，我以患者家属的身份，触碰医患。

奶奶的实时状态通过微信和电话跨越千里陆续传到我这里，手术无疑是最佳治疗方案。但奶奶毕竟是年近百岁的高龄老人，身体素质已然较弱，相比于手术本身的风险，术后护理中易出现的并发症和感染才是更为复杂和难以应对的。

然而，很多疾病经过医生治疗也许不会好转或者痊愈，但是不相信医生和不执行医嘱，就没有好转痊愈的希望，这和医生的水平和医德都没有关系。无论中医还是西医，只有医患间充分信任，患者才可能获得更好的疗效，我常说：要么别找我，找我就信任我。你若信任无间，我必尽心竭力。

医为尊己者劳

奶奶原本定于 2 月 23 日住院进行手术，但是突然间，奶奶开始发热了，体温在 38~39 摄氏度。我先是担心新冠病毒感染，经过检查排除了，虽然查不清什么部位感染，但白细胞升高，所以正常抗炎治疗，再加上使用部分退热药物进行治疗。但是，从 23 日到 26 日下午，奶奶的发热一直退不下来，始终在 38 摄氏度徘徊。外科主任只好无奈地等待时机，确定好的手术日程一推再推。此时，我心里痒痒，想用汤药治疗几天，无论是在武汉的抗疫方舱，还是平时诊疗的病历，中医汤药退热的效果都是很好的。对于退热，我绝对有信心。我对帮助奶奶退热有充足的信心，但考虑到她在当地医院接受治疗，我的身份并不是主治医生，而是患者家属，干预可能会干扰她的医生，只好克制住自己跃跃欲试的冲动，尊重他们的决策。随着时间的推移，大家渐渐开始焦虑，奶奶一直在发热，躺的时间越长，感染风险越大，褥疮风险也会增加，奶奶自己的病痛感也会延长，既然决定手术，就要赶紧进入手术程序。思虑再三，在矛盾与挣扎中，我还是决定先征求主治医生的意见，如果可以，我希望能够用汤药干预退热。很快，在征求家人的同意和获得当地医院的认可后，我开始着手处方。

发热是临床常见症状，中医经典著作《伤寒杂病论》始终围绕发热性疾病的治疗进行阐述，可见中医对发热疾病治疗探索的悠久历史。更重要的一点在于，采用中医手段进行退热治疗，可以从根本上祛除发热病机，改变身体所处状态，因此在退热后不会反弹。

2月26日，我通过照片对奶奶进行舌诊，并通过姑姑仔细了解了奶奶当前的症状：发热，伴有轻微恶寒，出汗较少，甚至长时间处于无汗状态；二便正常，舌质淡，苔薄白而干。虽然无法摸脉，但凭着我既往对奶奶体质的了解，开具了处方。

处方

生麻黄［5g］ 蜜炙麻黄［5g］ 苦杏仁［10g］ 生石膏［30g］

柴胡［20g］ 黄芩［12g］ 桂枝［10g］ 陈皮［10g］

葛根［12g］ 苍术［15g］ 太子参［12g］ 苏梗［10g］

生甘草［10g］，共3剂

这里主要运用了六经八纲辨证方法。六经辨证是和脏腑辨证类似的辨证体系，是对人体的不同划分方法，根据胡希恕六经八纲辨证思想，简单地把六经分为：太阳、阳明、少阳、少阴、太阴、厥阴。再根据十二经的对应关系，分别对应相应脏腑。疾病的发生首先和邪气当前所在相关，按照一般顺序，应当从表逐渐入里，但也有身体虚弱的患者，病邪进入人体后可以直接入里，伤及脏腑。此外，邪气在六经中的每一处都有其相应的典型症状，但邪气不会乖乖地停留在一处，或深入，或被正气驱逐体外。

总之，首先要判断当前病邪所在层面。奶奶当前无汗发热，轻微恶寒，加之陈旧脊柱压缩骨折，具备了太阳病的典型症状；发热、口渴、舌苔津液少，也具有阳明病的征象。据姑姑说，奶奶平日口中发苦、咽喉干燥，时而头目眩晕，也就具备了少阳病的诊断征象。综合以上信息，断为三阳合病，以麻杏石甘汤合葛根汤合小柴胡汤为治。一共开了3剂药，按照桂枝汤的方后注，喝热粥以助药力。

2月26日晚、27日上午、27日下午，奶奶各喝一剂药。姑姑发来实时反馈：奶奶的体温在37.3~37.7摄氏度反复徘徊，但始终未上38摄氏度，较先前已有好转。同时，奶奶身体上部出汗逐渐增多，体表气机出入逐渐恢复。口舌干燥的症状也有所缓解，舌苔上的津液逐渐增多。为进一步巩固治疗效果，我修改处方如下。

处方

蜜炙麻黄［10g］　苦杏仁［10g］　生石膏［30g］　柴胡［20g］

黄芩［12g］　桂枝［10g］　陈皮［10g］　葛根［12g］

苍术［15g］　茯苓［15g］　太子参［12g］　苏梗［10g］

生甘草［10g］　生姜［3片］　大枣［4枚］，共3剂

服用两天后，28日上午，奶奶的体温已降至36.9摄氏度。这两天，一共服用了3服药，其中第一天和第二天每天服用了两服。

经过两个阶段的治疗，共用3天、5服药，奶奶的体温从反复升高难以控制到逐步下降至正常水平，且在随后的观察期里，奶奶的体温始终稳定在37摄氏度左右，没有再升高。

3月3日，奶奶的手术顺利进行。

奶奶的术后调养当然也少不了我的辅助，其中最核心的是恢复胃气。中医治病切忌"呆补峻攻"，即当补时一味堆砌滋腻的补品，当泻邪时又不顾正气的损伤一味采用药性猛烈之品攻下。骨折术后的患者确实可以服用骨头汤，但如果过于油腻，反而不利于患者吸收，此处与产妇的调养同理：产妇确实可能存在血虚状况，但重要的并非一味补血，而是促进自身脾胃对水谷的吸收。此外，自然的能量对患者来说最为有益。对于奶奶这样的高龄老人来说，每天晒太阳也是促进疾病康复最好的办法之一。据此，我在为奶奶开具的术后调理处方中，除使用当归补血汤外，还使用了枳术丸及参苓白术散等，随后加用了补肾健骨的方式进行补养，处方如下。

处方

炙黄芪［30g］　当归［10g］　太子参［15g］　茯苓［15g］
炒白术［15g］　炒枳实［12g］　陈皮［10g］　砂仁［6g］
山药［10g］　柴胡［12g］　白芍［12g］　盐补骨脂［12g］
骨碎补［10g］　覆盆子［12g］　杜仲［12g］　麦冬［10g］
菟丝子［15g］　炙甘草［6g］

事后回顾奶奶的整个诊疗过程，我发现其中的确有几个难关：第一，抉择是否手术；第二，发热迟迟不退；第三，贫血且缺少血源；第四，手术的高风险；第五，术后调理。中医药在第二个和第五个难关发挥了相应作用，应对急症时采用汤剂涤荡病邪，应对缓症时采用颗粒逐步调养。这一急一缓间的应对之策，也体现出中医诊疗疾病的规矩。中医治疗，可急可缓，可攻可守，可以用于应急退热，也可以在术后辅助康复。对于发热来说，也有国际的临床研究证据表明，中医药退热有缩短病症时间的功效。这篇研究发表在《美国内刊年鉴》，表明了中医药剂在退热时间上的优势。

这次治疗经历也让我思考颇多：首先，中医治病并非处方后就万事大吉，患者病情的走向还受护理状况、用药依从性等因素的影响。在奶奶患病时，父亲、姑姑、姑父、表弟、表妹，以及整个医务人员团队的悉心照料发挥了至关重要的作用，团队的精诚合作保障了治疗的顺利，护理这一点也记载在了《伤寒论》桂枝汤方后注，非常详细地记载了用药调护。其次，从中医的角度认识人体，了解患者体质和六经辨证方法是中医制胜的关键，也是必须遵守的法则。再次，医者自医，尤其是为家人治病，有时会承担更大的压力，也需要更多的勇气和胆识。最后，中医六经八纲辨证治疗可以和循证医学有机结合，这是混合研究方法及叙事诊疗的魅力，由此催生了这个有温度的故事。

身为一名医生，我非常理解患者对于治疗的恐惧和怀疑，这是人类面对未知事物的本能反应。正因如此，给予医生高度的信任和依从，无疑是对医生的最大肯定与鼓舞。有了这份信任，医生可以无所忧惧地尽情施展所学，从容应对复杂的病情。身体的康复离不开医患双方的共同努力，患者的信任是其中的关键因素，也是医生专注诊疗的第一步。

共识

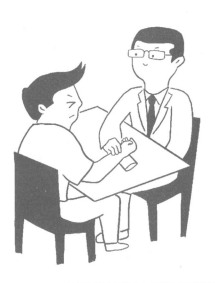

ᛉ 冬（残）奥村里的中医国际诊疗

> 每个人的想法确实不同，生活习惯也
> 不同，对事物的看法更不同，然而，在冬
> （残）奥村集体中，求同存异是我们达成的
> 共识。

2022 年 1—2 月，国内新冠肺炎疫情仍在肆虐之时，冬奥会即将开幕。我作为北京冬奥会医疗保障队成员之一，按计划提前进驻冬（残）奥村。这是一次对未知的小心探索和努力征服。进驻前，我们不知道会不会有新冠阳性的患者在我们诊所出现，也不知道和其他外院的医技团队是否能和自己医院的同事一样配合默契，更不知我们住在哪里，饭怎么吃，身体能不能适应，穿脱防护服的流程会不会顺利，穿着防护服工作会不会缺氧……我们只知道 231 名医疗保障队员要吃住在一起，各司其职，共同完成医院的运行，并且符合二级医院的等级标准。

在这里，我们 231 名医务工作者来自不同的医院、不同的科室，但面对相同的职责、相同的任务、共同的目标，我们密切配合，既有思想的碰撞又有取长补短的交流，放弃成见，共同努力，在冬（残）

奥村里我们拥有一张共同的名片——冬（残）奥村医疗保障团队。

网红打卡地——中医科

疾病是复杂的，我们的应对是专业的。在这里，英雄不问出处，大家为共同的目标一起努力。康复科的医生们承担了运动员的康复需求，口腔科的护齿诊疗给运动员带来安心的保障，妇产科的医生们还帮助 IOC（国际奥委会）的部分官员做了产检，来自宣武医院、安贞医院、北京中医医院内外科急诊的医生们接力式循环值班，保障了冬（残）奥村诊所内明灯长明，健康守护时时相伴。

中国特色的中医科悄然登上了冬（残）奥村的热搜榜，体验中医药治疗，成为外国官员和运动员的网红打卡必修课。为了更好地满足村内需求，医疗官做了整体调整，调动来自中医院内科外科的医生前往中医科支援。

来中医科诊疗的患者来自芬兰、蒙古、英国、俄罗斯、加拿大、亚美尼亚、卢旺达、丹麦、波兰等国家，大家都对针灸按摩怀着极大的兴趣，病种主要是颈椎病、肩周炎、下背痛，以及慢性胃炎、脂肪肝等。

在冬奥诊所里，我似乎重回到了在非洲坦桑尼亚工作时的医院，用英语介绍中医理念和中国文化，特别是重点介绍针灸"不通则痛"的理念，身体的经络发生了"交通堵塞"，中医用针灸和按摩疏通堵塞，运行身体的气血。我曾经在《中医师海外行医日记》一书中写了这个有关英文病历的故事，此时我真希望遇到我的国际朋友们。

我还碰到了一名俄罗斯患者，顺便秀了一下自己的俄文，用俄语

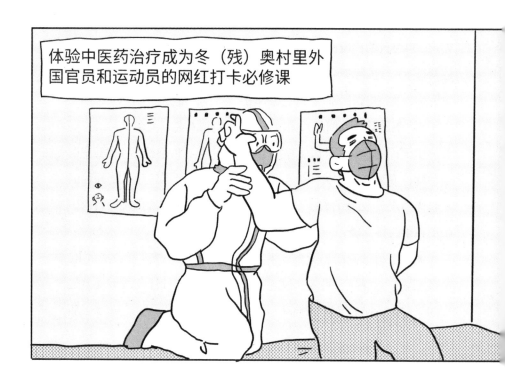

演唱了《喀秋莎》。这让她和一旁的护士十分震惊，我是用俄语参加的高考，用日语参加的研究生考试，用英语完成博士论文。我称这名俄罗斯患者为"国际老乡"，她很开心，也乐意我用针灸和按摩缓解她肩周疼痛以及失眠的问题。在充分沟通中，我们之间建立了信任。

村内开诊以来，推拿针灸已然成为奥运村的"明星项目"。2022年农历大年初一，一位来自丹麦的领队来到了急诊室。患者下背痛好几年了，最近工作压力增大，病情加重，刚才又扭了一下，现在不能动了。

下背痛在临床中很常见，单侧双侧都有，这可能有两个原因：一是身强力壮，持重物时不慎扭伤；二是因活动强度大和压力过大，引起了无菌性炎症，以及腰部肌肉劳损，急性痉挛。

常规的疗法是开点 NSAIDs 药，比如布洛芬，再配合休息就行了，但患者一听吃药就直摇头，问还有没有其他办法。

下背痛是中医针灸按摩的特色病种，按摩针灸的效果很好，而且越来越多的国际研究都支持针灸止痛的效果，所以我建议患者尝试一下针灸。

一说"针灸"，患者两眼放光，不仅知道针灸，还一直很想尝试，很痛快地签了针灸治疗知情同意书。

按照防疫要求，简单按摩后，只扎快针不留针。针灸说起来简单，但是在闭环防疫的特殊环境下，许多简单的操作都变得很有挑战。因为防疫要求戴两层手套，手感很受影响，另外头上还戴着护目镜和面屏，瞄准穴位并不容易。

凭着多年的经验和手感，治疗有惊无险地完成了，前后只用了几分钟。患者从治疗床上下来后，先是小心翼翼地走了几步，但还不太敢动。

我说:"大胆地往前走! 越走越轻快。"

病人由慢到快地在诊室里转了两圈, 一脸不可思议又面带疑惑的表情, 说腰痛已经好多了。

前来学习的国际医师们

中医科诊室有一位常客, 不是患者, 而是同行。这位来自波兰的物理治疗师是名副其实的帅哥, 淡淡的蓝眼睛, 忧郁的眼神, 高挑的身材, 迷倒了很多护士妹妹。他学得很认真, 问得很细致, 我们相谈甚欢。

还有一位来自丹麦的大叔, 人非常热情, 一进诊室就拉着我的手半天不放, 努力表达想在诊所实习, 学习针灸的愿望, 这样回国后他也能把这项技术运用到本国运动员身上。

在与这些国际友人、同行交流和碰撞中国中医文化的过程中, 让我深深感到医学无国界, 我们需要更多更好的沟通, 共同守卫生命健康。

懂中医的格鲁吉亚残奥运动员

> 北京冬残奥会运动员展现出的坚韧
> 和乐观超乎我们的想象。成就彼此、一起
> 向未来，我们正在将这一声音共同传递给
> 世界。

2022年3月10日，北京冬（残）奥会的第六天。

按照预约排班，格鲁吉亚运动员和教练员如约来到北京冬（残）奥村综合诊所中医门诊。

我第一次见到残奥会的运动员罗德曼（化名），心里不禁一颤，尽管事前做了大量的心理准备，但当目睹他缺失双腿的身躯，不得不依靠轮椅行动时，仍然破防了，一时间不知道该如何打招呼。罗德曼先冲我微笑示意，这才缓解了我不知所措的尴尬，拉近了我们的距离。罗德曼是专程从张家口过来接受中医针灸按摩治疗的，这不禁使我感到自豪——为我们的中医，也为我们冬残奥村综合诊所"声名远播"点赞。

接着，门诊里又涌进来很多人，攀谈声如快乐的音符般充满了整间屋子，如同正在播放的拉德斯基进行曲，将我最初的尴尬瞬间

淹没了。

我打开电脑，进入冬（残）奥村综合诊所诊疗系统，查看了罗德曼之前的就诊记录，原来困扰他的病症主要是肩颈痛、肩周的拘挛和下背的疼痛，经过志愿者的翻译和问诊，我对不舒服的症状进行了汇总，经过分析，我觉得他的病症应该是肩痛（疑似肩袖损伤，目前没有核磁的诊断）和下背痛，可以用中医按摩让病痛得到缓解。

刚准备开始诊疗，我又踌躇了：如何请罗德曼从轮椅上起身到诊床上呢？正思考间，罗德曼双手在诊床边一撑，身体很轻松地就坐了上去，动作灵活程度丝毫不亚于四肢健全者。

幸亏有防护服遮挡，否则我当时惊讶的表情，很可能会使罗德曼感到不舒服。我急忙调整情绪，收起快要惊掉的下巴，立刻进入了诊疗程序。

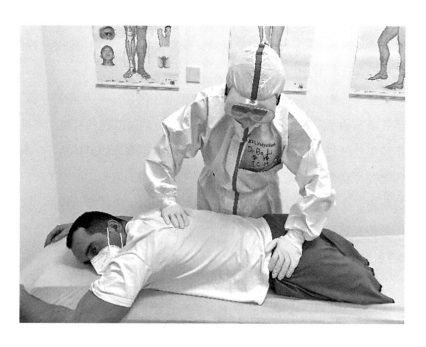

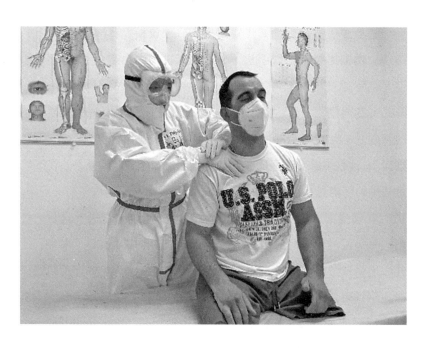

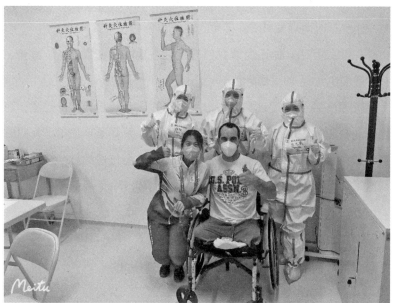

　　按照中医按摩顺序，我采用了头肩颈放松、背部摩法、擦法、滚法、胸椎提抖等传统手法，尽管按摩过程中会产生新的疼痛感，但是，罗德曼非常理解，他说这种酸痛为 good pain。是的，good pain 是疏通经络、畅达身体气血的方式，如同交警要解决交通拥堵的问题，中医按摩要解决身体经络堵塞的问题，"不通则痛""不荣则痛"，这是中医对疼痛的经典论述，也是临床实践的基石。在按摩过程中的疼痛过后，一般患者都会感到一种全身肌肉放松后的舒坦，我从罗德曼面部表情的变化中也看到了按摩给他带去了这份"舒坦"——经过半小时的治疗，罗德曼的疼痛和拘挛缓解了大半。他开心地鼓掌，为北京冬残奥会综合诊所中医科团队点赞。我们也深深地感到高兴和自豪，祝福他比赛取得好成绩。

　　征得他本人同意后，我还留下了一些照片，罗德曼很开心，整个过程，他都表现得活动自如，乐观幽默，给我们留下了深刻的影响，诊室里时而爆发出阵阵笑声。

　　结束治疗后，他还邀请我们有机会去他的国家旅游、学习和工作，我们也希望这一天能快点儿到来。

　　北京冬残奥会运动员展现出的坚韧和乐观超乎我们的想象，和他们在一起时，我们会感到更自然，更顺畅，反而是他们给了我们更多的鼓励和帮助，成就彼此正是北京冬残奥会传递的目标之一。一起向未来，我们正在将这一声音共同传递给世界。

彳亍在信任之间

医患是一个永久的话题。坐在你的面前，窗外云卷云舒，笑谈过往云烟，看远方，彼此在你我的心间。

在京都大学的岁月，我仔细触摸了这所大学的一砖一瓦和一草一木。

确实，到了日本以来，我觉得买得最值的物件就是我的伞，它几乎每天都伴随我左右，说不定什么时候就开始下雨。

很多著名的诺贝尔文学奖的获得者都在作品里渲染了下雨的场景，特别和美好的性爱结合在一起的桥段，在日本的文学描述里就更多更暧昧了，我觉得这和感受到的下雨的细腻有千丝万缕的联系。从下雨到体悟美好的性，人类把下雨这件事提高了太多的圈层。

沃尔塔瓦河和多瑙河本身就是音乐，潺潺河水以及时空撞击自然会产生音乐之都。而下雨的美妙如同心灵的琴弦和乐章，在不同的指间奏鸣，忽快忽慢，满心期许，又像是少女的羞涩，轻轻拂过面庞，带来清凉美丽。

走在从住处到大学的路上，郁郁葱葱，每一棵树都像是故意遮

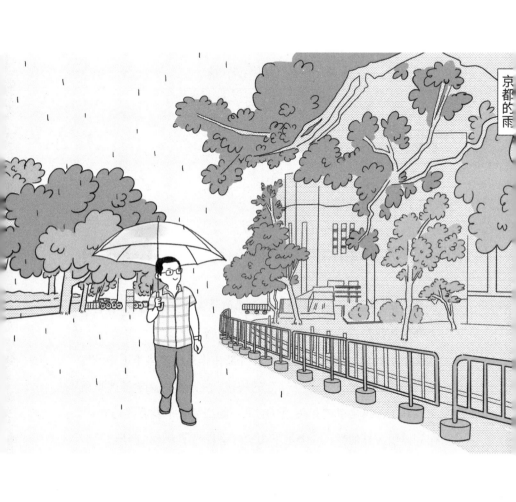

挡似的，把天空和建筑，有机地形成画卷，涂抹其间的，是触手可及的京都的雨。

尽管打着伞，京都的雨还是会在你的小腿和胳膊等地方留下亲吻的努力，把风光旖旎的校园，不断地拽到你的眼前，给人思念的空间，也会不由自主地在雨夜的窗外徘徊和缱绻。

雨过天晴后，总是蓝天，朵朵白云，映衬出静谧的校园。

当我来到京都大学的校门，看到雨中的这棵树，还是受到了震撼。大树告诉我们的不仅是京都的历史，还有当下日本的故事和走向未来的期许，每一片叶子，都展现着清晰的脉络，从京都大学的土壤，展现不同的风貌，在风雨中飘摇，也在坚定中长大。

雨水冲刷，让叶更繁茂，也从中汲取养分，更加迎向天空，保持一份矜持与自信。

30岁那年生日，我在坦桑尼亚达累斯萨拉姆的海边许愿，以及呐喊，代表的是一份激豪；而我的不惑之年，站在京都大学的树下，更多的是顺其自然，一滴雨水，划过手臂，而另一滴雨水，蹭在发梢，流过心底。在微笑中保持正能量的空间。

烦恼来自内心，只有自己才能带来，同样，宁静和快乐，也需要保持在自己的内心。一切的动态平衡，就在我们彼此的眼神中。

仰望星空，脚踏实地。雨中的树下，同样可以在紧张和严谨的空间寻觅诗意，一边回想教授和同道的精彩讲课，一边思索对我们团队的启示，把诊疗过程以及临床研究的精髓，以及医学人文的关怀一起放在温馨浪漫的境地，我们所做的，一切都很美。

雨，一直在。

时常走在金色的京都，放眼望去，赏心悦目。尽管心头仍有百年孤独，却也在忽明忽暗中欣喜与惆怅。

都说悲秋是人的常态，当阳光升起的时候，阴霾就会一扫而空，然而当夜幕降临，周边的冷和夜幕的黑，就会趴在胸口，有一种要窒息的感觉时常露一下头。

马尔克斯的《百年孤独》，记录了南美洲的宏大画卷，魔幻现实主义的孤独，道出了世界的难题和面临的困境，每个人都是孤独的，即便是簇拥在一起的红叶，都会在这个季节，甚至周遭人群熙熙攘攘，都能感到那份孤独。医生做久了，先是会精神分裂，随后也会孤独，这可能来自很多方面：一是诊疗过程的压力、医患之间错位的讨论，以及患者的信任和怀疑之间；二是医生之间不同诊疗方式的差别和彼此不同的理念；三是研究和实际临床以及研究本身的特质造成的刻板和落差；四是科普和科学之间的矛盾与和谐；五是生活与工作相互切换间的无力与失落。

无论哪一个方面，都要求精神分裂的统一呈现，其实，对于精神灵魂方面的思考，我一直都没有停歇过。来源于平凡生活的故事，更能让我在星空下思索——面对宇宙和黑暗，究竟未来会怎样。

医患是一个永久的话题，这里面有温情，有喟叹，有惊奇，有感动，时时刻刻都拨动内心的琴弦。坐在你的面前，窗外云卷云舒，笑谈过往云烟，看远方，彼此在你我的心间。

後記 | 后记

　　走进诊室，面对患者，总有解释不完的话。因为对健康的关注点不同，以及健康知识的信息不平衡，所以患者会产生诸多疑问，医生恨不得倾囊相授。但关键在于患者很多，而医学不是三言两语就能解释清楚的，于是，医生就把最精要的话，应该怎样做的事，三句并作两句，甚至一句，讲给患者，而略去了为什么要求这样做。这样一来，医患间就会产生一定的隔阂，一些医患互相不理解的事情就会见诸报端，引发大家的不满。其实，医生何尝不是一肚子委屈，为你好还被你投诉，工作压力大不说，时间还被安排得满满当当，但还得不到理解。

　　感谢编辑老友的邀请，她看到过这些现象，也想知道医患之间究竟缺失了什么，造成彼此不理解，也建议我能把诊室里来不及说的话写成一本书。于是，我沉思了一个晚上，答应她用1年的时间，把这些故事和想说没说完的话都写出来，一吐为快。谁知，尽管笔耕不辍，还是花费了三倍的时间来完成这个任务。

　　医疗一直都不是一件容易的事。当然，想混日子在哪里都可以实现，但如果你内心想把这件事做好，眼里有光，心中有火，就难免会遇到困惑、误解与阻碍，很多事情不是我们自己能决定的，也不是一个人努力就能实现的。可是，壁影萤光能资志士，竹头木屑曾利兵家。一点点的努力，终究会滴水穿石，积跬步以至千里。当我的患者为我在义诊直播的时候点赞时，我感到了很大的欣慰；当他们知道诊疗的复杂和医生的不容易时，道一声"辛苦了"，这也是令我最开心的事。信任医生，不折不扣地执行医嘱，患者才有可能恢复健康。

我常对人说，"不战而屈人之兵，善之善者也；不药而疗人之疾，上之上者也"，"用故事讲述疾病，用生活痊愈身心"，这就是要唤醒大家对健康的正确认识。一名真正的医生，根本目的是让大家不生病，少吃药，能够通过医患共建的方式，搭建健康的屏障。所以，我把从医 20 余年的所遇所想，以及亲身经历的故事都记录下来，把诊室里来不及说的话都写出来，分享给每一位关心医疗、关心疾病、关心医患的人。

医学是科学，诊疗是艺术，医学的科学性和人文性是相辅相成的。行医多年，我越发体会到，行走在理性与感性之间，更需要灵活变通，杂糅知识，身体力行，于潜移默化中传递健康的理念。

书稿付梓，我需要感恩的人很多，有我亲爱的家人、良师益友，特别是那些信任我的患者。最后，我把这些情感都汇成一句话：

医患共建，善莫大焉。